王三虎经方医话

感悟篇

王三虎 著

王欢 整理

全国百佳图书出版单位

中国中医药出版社

·北京·

图书在版编目（CIP）数据

王三虎经方医话 . 感悟篇 / 王三虎著；王欢整理 . —北京：中国中医药
出版社，2023.7

ISBN 978 – 7 – 5132 – 8164 – 5

Ⅰ . ①王… Ⅱ . ①王… ②王… Ⅲ . ①经方－汇编 ②医话－汇编－
中国－现代 Ⅳ . ① R289.2 ② R249.7

中国国家版本馆 CIP 数据核字（2023）第 083090 号

中国中医药出版社出版

北京经济技术开发区科创十三街 31 号院二区 8 号楼
邮政编码   100176
传真   010–64405721
万卷书坊印刷（天津）有限公司印刷
各地新华书店经销

开本 710×1000   1/16   印张 8.5   彩插 0.75   字数 141 千字
2023 年 7 月第 1 版   2023 年 7 月第 1 次印刷
书号   ISBN 978 – 7 – 5132 – 8164 – 5

定价   39.00 元
网址   www.cptcm.com

服 务 热 线   010–64405510
购 书 热 线   010–89535836
维 权 打 假   010–64405753

微信服务号   zgzyycbs
微商城网址   https://kdt.im/LIdUGr
官 方 微 博   http://e.weibo.com/cptcm
天猫旗舰店网址   https://zgzyycbs.tmall.com

如有印装质量问题请与本社出版部联系（010–64405510）

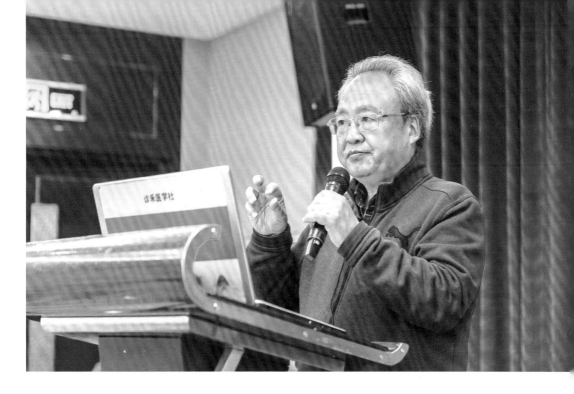

作者简介

王三虎，1957年7月生于陕西省渭南市合阳县。先后毕业于渭南市中医学校、南京中医学院（现南京中医药大学）、第四军医大学，医学博士。1998年在第四军医大学晋升教授。2008年获"广西名中医"称号，2018年获"陕西省名中医"称号，2022年成为"第七批全国老中医药专家学术经验继承工作指导老师"。现为渭南市中心医院中医专家、渭南市中医药事业发展高级顾问、深圳市宝安区中医院特聘专家、西安市中医医院首席中医肿瘤专家、西安中医脑病医院特聘专家等。兼任中华中医药学会中国中医药临床案例成果库专家委员会委员、欧洲经方学会顾问、瑞士华人中医学会顾问、美国加州中医药大学博士研究生导师等职务。先后招收、培养研究生及传承弟子300多人。

多年来坚持理论与实践结合、继承与创新并重的治学观，提出了"燥湿相混致癌论""寒热胶结致癌论""人参抗癌论""把根留住抗癌论""肺癌可从肺痿论治""风邪入里成瘤说"等新论点。许多观点上大报、进教材、入指南，年诊国内外患者两万人次，共发表论文330余篇，主编、参编书籍30余部，并有《中医抗癌临证新识》《经方人生》《我的经方我的梦》《经方抗癌》《中医抗癌进行时4·随王三虎教授临证日记》等5本畅销专著。

近年多次在国内外成功举办经方抗癌学习班。

2017年获"最具影响力中医人奖"，2018年获陕西杰出名中医奖。"中医抗癌系列课程"2019年被北京中医药学会评为"第五批中医药传承精品课程"。2020年获"全国患者信任的好医生"，2021年获"健康强国荣耀医者"等荣誉。已在北京、西安、渭南、深圳、淄博、台州、佳木斯、青海等地设立经方抗癌工作站（室）。

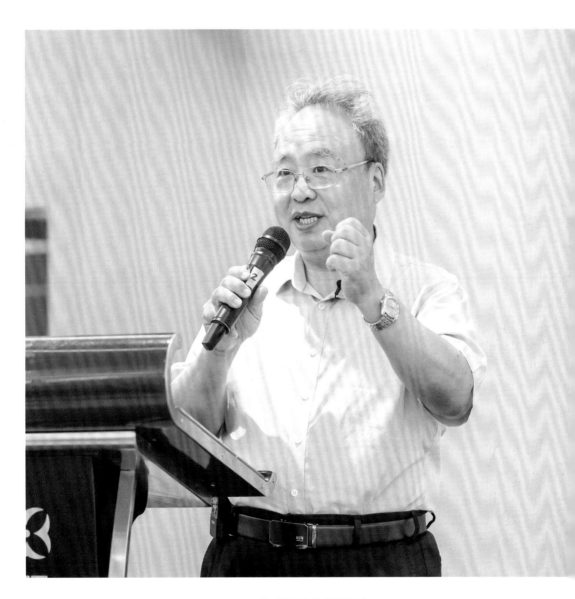

◎ 王三虎教授讲课中

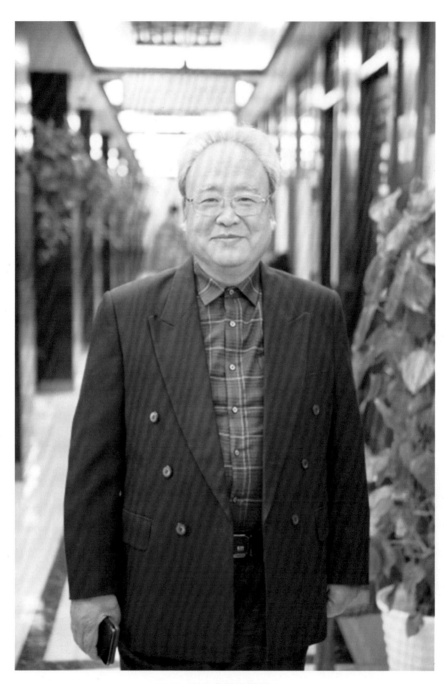

◎ 王三虎教授近照 1

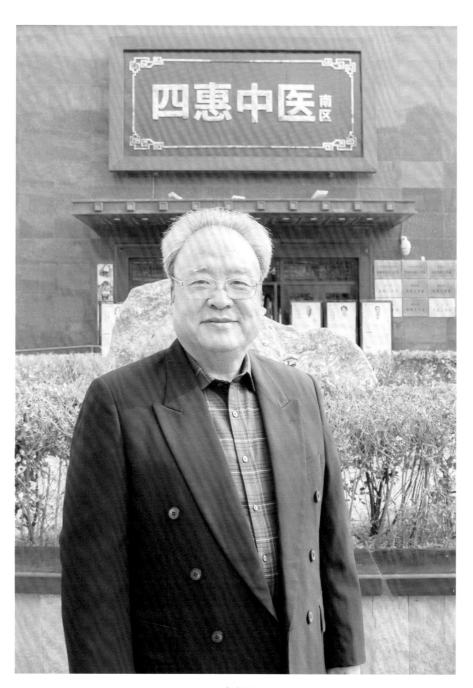

◎ 王三虎教授近照 2

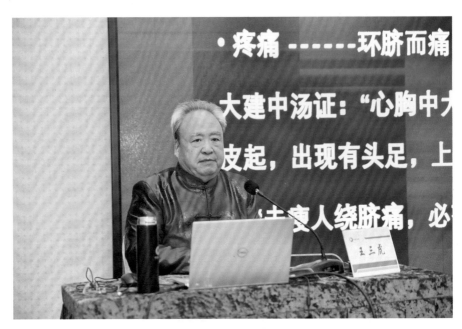

◎ 王三虎教授于"中医在线"讲课

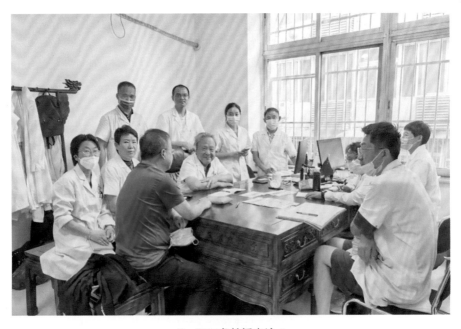

◎ 王三虎教授出诊 1

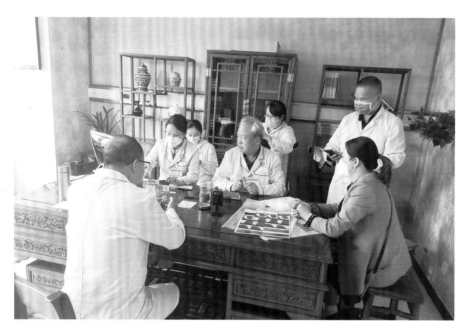

◎ 王三虎教授出诊 2

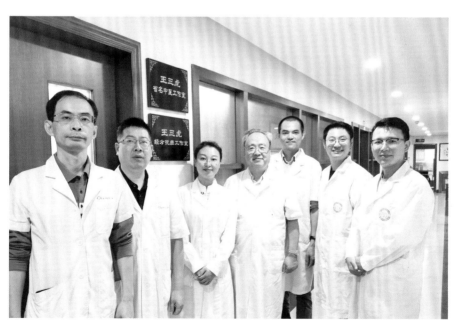

◎ 王三虎教授出诊与弟子合影

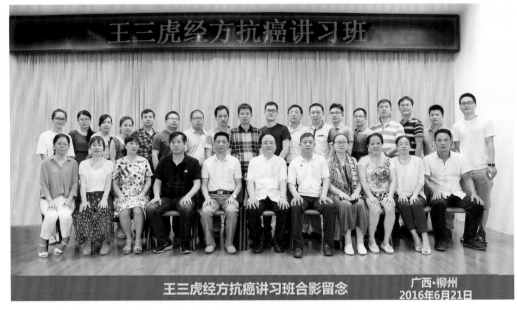

◎ 王三虎经方抗癌讲习班合影留念

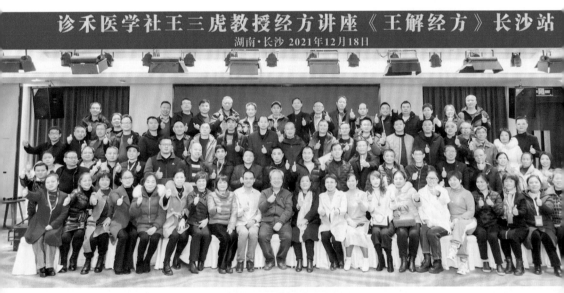

◎ 诊禾医学社王三虎教授经方讲座合影

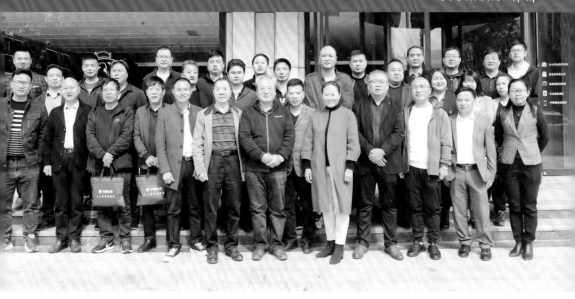

◎ 中医在线首期王三虎教授经方抗癌专家班合影

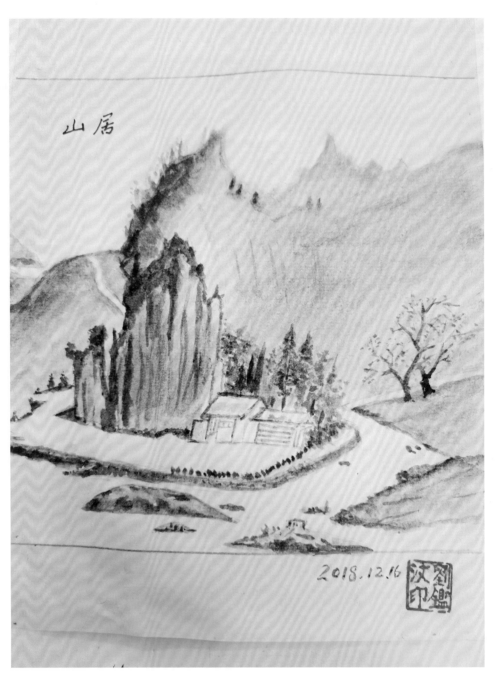

◎ 刘鉴汶主任赠画

黄 序

我与王三虎教授的交往可以追忆到几十年前，虽说我俩当初都曾是现役军人，在不同的单位和岗位工作，但同为军医，经常以学者的身份参加一些行业内的学术活动，并在一些学术团体任职，且组织相关医学活动。因此，我们志趣相投，彼此熟稔，后来在工作中也多有联系。迄今虽已数十年过去，但我们仍保持着当年战友间的真挚感情，我更为他数十年勤奋好学，执着践行他的一句名言"读书、看病、写文章"，积极探索中医药抗癌路子而感到高兴和骄傲。他既继承传统中医抗癌优势，又在现代肿瘤治疗方面进行有益尝试，充分发挥中医药的独特作用，并取得了显著效果，得到了国内外中医抗癌同道的普遍认可。

王三虎教授是一位博学多专而又长于笔耕的临床医学家，其诸多论著，在弘扬中医药国粹、继承创新方面取得了引人瞩目的成绩。我们从中感受他实践和创新的可贵，其中也彰显了他中医学术底蕴的潜质。中医治疗肿瘤的思路，多是他熟读经典基础上的发挥和长期临床实践的感悟，如强调病因的多样性、重视病机的复杂性、注意治法的层次性、选方用药的广泛性等。

中医要发展，临床是关键；中医要创新，学术是核心。王三虎教授之所以成为广西、陕西两省名中医，除了善于思考、勤于总结外，他还尊古而不泥，继承更重发挥；将理论与实践相结合，研究而有创新。他的成功之路就在于能够用传统的中医理论指导疾病诊治，追源明流，探幽索隐，睹微知著，识微见几，其独到的见解能够讲出其所以然。他常将自己的见解和观点诉诸笔端，并把多年的临床结晶和体会倾注于字里行间，写出在行业领域有较大影响的文章。其荟萃之经验、积累和优化，颇堪师法，深得病家赞许和同道钦佩。

目前，肿瘤患者首选的治疗方法是手术切除，随之是放疗、化疗、生物治疗以及中医药治疗。中医药在减少放疗、化疗毒副作用，调整体质，提高患者生活质量，延长寿命等方面均具有显著作用，因此，不少患者求治于中医专家。凡我遇到此类疑难重症患者，首先推荐的就是王三虎教授。因"闻道有先后，术业有专攻，如是而已"。我的亲戚朋友，甚至家人慕名找王三虎教授诊治的也不乏其例。最让我感动的是王三虎教授诊治我的堂弟黄凤彬。他在四川攀枝花市工作，2016年四川省人民医院确诊他患了"脑胶质瘤"，全家人当时焦虑不安，失望懊丧的情景亦令我心痛。当时他曾数次往复于广西柳州或西安请王三虎教授用中医药诊治，约半年之久，至今病情稳定，康复如常，现仍继续工作。每当提及此事，虽是我的同行挚友为其治愈，然全家人在欣慰的同时，我自然也感到颜面有光。如此事例，不胜枚举。

王三虎教授的论著连续不断，新书又将问世，见素抱朴，理达义名，粲然可阅，征序于余，余乐而为，今书将付梓，借此略述一二感想，既是序，也借此表达对王三虎教授数十年辛勤耕耘的敬佩！笺弁数言之首。

黄斌强

2022 年 11 月 18 日于西安

刘 序

王三虎教授请我为他的医话作序，这个任务还是蛮考验人的。一来是以往的经验证明，假若不细读他的著作、文章、公众号，就不可能与他心领神会，这个序肯定无从下笔；二来他已然是经方抗癌自成一家的国宝级大师，我却不过对已上市中成药的二次开发有一些体验而已。虽然中医很讲究"医药不分家"，但临床医学毕竟处于医药学科的高端。要作《王三虎经方医话》的序，自然而然是心有悸歉。

好在我毕竟是王三虎公众号的铁粉。他在公众号、王三虎教授抗癌经验传承班及各类朋友群里所发医案、医话、医论、医文，我总是第一时间认真精读，读后一定还会点个赞；而且最近我刚退休，也有一些相对集中的时间，可以先睹为快，以期待的心情细读精读，必要时还可以再读他《中医抗癌临证新识》《经方抗癌》《经方人生》《中医抗癌进行时》（系列丛书）等大作。下了这样的一番功夫后，期望我所作的序"虽不够，亦不远"也。

"死生之道，不可不察也"。要做好中医抗癌这件大事，还是得向中医学科的高端走！王三虎教授说得好："遇到疑难怎么办？经典著作找答案！"迄今为止，我所能够看到的，站在经典著作的"肩膀"上，扎根肿瘤临床实践的"沃土"中，于博览精读中搜寻、临证察辨中体悟、写作揣摩中提炼、讲学传道时激荡、答疑解惑间碰撞，王三虎教授做到了。

经过日积月累，年复一年，他已经构建了一个能够指导抗癌临床的"王氏中医药理法方药体系"。王氏中医药抗癌理法方药体系是以"风邪入里成瘤说"为重心的病因新说，以"寒热胶结致癌论"和"燥湿相混致癌论"

为"硬核"的病机证素，由"把根留住抗癌论"与"人参抗癌论"所昭示的临床理念，以"肺癌从肺痿论治"为"突破口"所发现的辨病论治为特色所构成。三虎教授的理论体系使经方抗癌的理法方药首尾相应，臻达闭环，使中医肿瘤临床治疗学表里如一而干货满满。

尤为难能可贵的是，其洋洋洒洒的抗癌大论读来既很原汁原味，却又新意纷纭，给人带来既似曾相识而又由衷慨叹的高烈度阅读体验，使你不由得不说：这本来就是中医的，更应该是人类医学的；它源于道地经典，更是早一些方面发挥或超越了经典！

有道是："西医科研向前看，看看有什么新进展。中医科研向后看，问问古人怎么办。"在我看来，现实的、普通的中医药抗癌临床总体上尚处于"术"的范畴，认为因毒成癌者，动辄清热解毒，一派寒凉；注重癌肿由痰瘀积聚者，常常破血化痰，消积散结；辨证为正虚邪实者，强调扶正与祛邪相兼等。一方面，碎片化的学说必然缺乏有效指导临床实践的理论能量；另一方面，任何先进的理念理论如果没有充分优效的技术支撑体系，也只会流于形式。

癌症是多发病、慢性病、疑难杂症，要发挥中医药调理慢病的潜在优势，要提高中医药治疗疑难顽病的临床疗效，就必须解决现实的、显然的理论与实践相脱节、断了档这个大问题。

机遇垂青有缘人。王三虎教授就是这样的"有缘人"。他不仅"童子功"了得，能够把《伤寒论》倒背如流（熟能生巧），而且学养厚重、思路开阔，又"受现代肿瘤学知识影响比较少"，对于不中不西的、时髦的、炒作的大兴式中医文化具有天然的抵抗力，能够从容跨过治学路上的种种"陷阱"，绕开这样那样的异化套论。

他这样的人，带着来自抗癌一线的"有价值的问题"，像李时珍那样"耽嗜典籍，若啖蔗饴"，坚信"学问没有无缘无故出现的"常识，直直"耐烦做去、吃苦做去、霸蛮做去"，在《伤寒论》与《金匮要略》（外感与内伤杂病）相结合、《黄帝内经》与《神农本草经》（医理与药理）相结合、"风为百病之长"与"人百病，首中风；若舍风，非其治；开邪闭，续命雄"（理论与实践）相结合的方法论指导下，终于解开了"六经皆有表证""人百病首中风，六经都有中风""伤寒中风，有柴胡证，但见一证便是，不必悉具""膏粱之变，足生大疔""数脉不时，则生恶疮"，以及从痉湿暍到百合狐惑阴阳毒病、喉癌与麻黄升麻汤、宫颈癌与温经汤等一系列教材上说不清、道不明的疑难"症结"。他发伤寒外感六经病之幽冥，析金匮内伤杂病之要略，经方合方频频亮剑，医名人气旺旺爆棚。"没有革命的理论，就没有革命的行动"，此之谓乎！

"四大经典，先占先得，谁奈我何！"医话全书着墨最多、互参论证、如获至宝的便是"风邪入里成瘤说"。首先提出问题《医学三字经》为什么讲'人百病，首中风'"？《灵枢·九针》为什么讲"四时八风之客于经络之中，为瘤病者也"？再从《金匮要略》第二章痉湿暍讲起："就是上承第一章、第二条讲的风邪致病。""而狐惑就是风邪从九窍入里了，风把津液搅乱了，风起云涌，空穴来风"；然后明确论点——"如果说一切疾病都是外感疾病的话有点过分，但是外邪侵入人体导致的万般变化是我们现代中医缺失了的东西，张仲景讲了一本《伤寒论》的外感问题还不够，就在《金匮要略》，一开始就讲'千般疢难，不越三条'，其实都是讲的外邪入侵人体的情况值得重视。""但是现在由于风邪等属于外邪的因素，越来越不被西医的诊断所容纳、所证实，所以我们中医自觉不自觉地就走到了自废武功、自断手足的这个地步，我们难于重视这种看不见、摸不着的东西，忽略了。而我呢，在临床上越来越觉得外邪的重要性，而肿瘤就是风邪入里造成的。"

读到这里，我掩卷沉思，不由得脑洞大开，要发议论："风呀风呀请你给我一个说明吧！"首先，"风邪入里成瘤说"是王氏经方抗癌六论中的亮点。《黄帝内经》《伤寒论》《金匮要略》《神农本草经》四大经典都一致投了"赞成票"；还有发人深省的不少优效显效案例所加持，有"风胜则痒""痒为泄风""矢气排风"为凭。

其次，"风邪入里成瘤说"更是王氏经方抗癌六论的"棋筋"。"棋筋占得，满盘皆活"。"风为百病之长"，又是"六淫之首"。"癌为病之恶霸"，又属"疑难之冠"。清正之风可"无形无影透人怀，四季能吹万物开"，而虚邪贼风能"中脏者多滞九窍；中腑者多着四肢"。因此抗癌抑瘤必须"开邪闭，续命雄"。

刘
序

第三，如果说"寒热胶结致癌论""燥湿相混致癌论"属于病机证素范畴，那么"风邪入里成瘤说"分明属于病因高论。"风生水起""风起云涌""善行数变""风多兼夹"，所谓风火相煽、风寒相引、风湿流注、风燥老痰是也。抓住了风邪就是抓住了截断扭转肿瘤病势的"牛鼻子"。

最后，"风邪入里成瘤说"第一次架起了传统中医药内伤病、外感病相互影响、互为因果的中介桥梁，一举解决了教材式中医体系"六淫之首""百病之长"的风邪辨病辨证系统"头重脚轻"的弊端。他在《伤寒论》《金匮要略》相参研中发现，《伤寒论》讲的是六经伤寒中风，而《金匮要略》讲的是内伤杂病。但是，张仲景却在《金匮要略》一开篇《脏腑经络先后病脉证第一》有言："千般疢难，不越三条。一者，经络受邪，入脏腑，为内所因也；二者，四肢九窍，血脉相传，壅塞不通，为外皮肤所中也……"医圣行文，绝不可能是"无厘头"的！什么意思啊？请读者诸君三思之。

曲径通幽，峰回路转！学中医的人都知道药王孙思邈的这句话——读方三年，便谓天下无病可治；及治病三年，乃知天下无方可用。我把古已有之的这种中医临床界的普遍现象叫作"孙思邈难题"。最近，我仔细看了CCTC-4频道《国家记忆》中国中医科学院系列，给我强烈冲击的是唐由之的金针拨障术、陈可冀的冠心 2 号方、屠呦呦的青蒿素，这些响当当的辉煌硕果都不是无缘无故、一蹴而就的，而是带着有价值的问题"博学之，审问之，慎思之，明辨之，笃行之"的结果，王三虎教授也是这样做的。在面对"孙思邈难题"时，中医人没有捷径可走！唯一能做的是耐得住寂寞，一直去追寻——"衣带渐宽终不悔，为伊消得人憔悴"。

再啰唆一句——王三虎教授：我们期待着您能够将"风邪入里成瘤说"升级为"风邪入里成瘤论"，虽仅一字之差，其中大有文章！

兹为序。

刘兴旺

2022 年 12 月 22 日于渭城

自序

《王三虎经方医案》(包含《肿瘤篇》《杂症篇》,下同)《王三虎经方医话》(包含《临证篇》《感悟篇》,下同)的问世,是对我50多年学医行医生涯的拾遗补阙式的收集总结。在这个时候该对我的学术发展历程,尤其是面临困惑和未来方向做一个清晰而有价值的认识。如果只是谦虚有加而不真实剖析,难免落入俗套,有虚伪之嫌,与读者无益,也不符合我的个性。

我是从《伤寒》起家的,十几年来在肿瘤临床对《金匮》却情有独钟,心得不断。近一两年又回归《伤寒》,发现更新。但和当今活跃的王琦大师、仝小林院士、黄煌教授等经方家相比,自愧弗如。临床应用面还不够多,理论深入探讨少,原文粗略读过,感悟失之于浅。即便如此,在上接《内经》、下沿《千金》方面缺略更多,不能自成体系,融会贯通。金元四大家知之更少,张景岳、叶天士诸家则难于深入。这表现在我以往的文章和书籍中,就显得单薄而不厚重,平庸而少上乘。

对于王旭高的这段话,我非常欣赏,且多有收益:"医虽小道而义精,工贱而任重。余自习医以来,兢兢业业,造次于是,颠沛于是,历经卅余年,成就些微事业,多从困苦勤慎中得之。汝辈学医,且将游戏念头,删除净尽,然后耐烦做去,何愁不日进于高明。"甚至暗自叹息,先贤已经把我说的话提前说了。所以在这本书的医话中,我还是秉着该说就说的原则,否则,很快就可能被后学抢先了。

当我还是中级职称的时候,我就想专家应该是阅历丰富,世事洞明,气宇轩昂,患者追捧,对大多数疾病有把握,知道疾病的前因后果,知道只有什么方什么药什么量能治，不用什么方什么药什么量就不能治，用了什么方什么药什么量还不能治就不治。

现在专家也算是专家，名医也算是名医，患者群也不算小，但和当初的期望相比还有距离。和明医相比呢，差距更大。主要是按部就班，按既有套路常规行事的多，真正静下心来，就一个病例反复揣摩斟酌推敲的机会太少，治好了则沾沾自喜，无力回天了则唉声叹气。

寒热胶结则寒热并用，燥湿相混则润燥兼施，虚实夹杂则补虚泻实，看似药证相符，实则缺少战略上的步骤，古人所谓隔二隔三的治法我就很少想到；战术上的进退思量和明确方案少，中西互补、剂型等都不成体系；辨病上沿用西医的多，挖掘文献得出指导临床的新观点少。满足于现有的肺癌、胃癌、肝癌等几个常见病症，远不能适应临床需要；辨病上归纳的多，辨析的少；治法上守成而沿用的多，预知未来而主动改变，治病于未然者少；用方上合并不厌庞杂，却不大注意精炼；用药上平稳有余而担当不足，重视正作用且忽视副作用，偏僻药用得少，对药用得少，禁忌考虑得少。这都在医案医话中表现出来了。诸君一看便知，所以还是我主动说出来好一些。但若真能得到方家一些批评意见，一定比我说的要高明得多、有用得多。

还有，书上写的都是成功案例，那失败的呢？有多少是从自己身上找原因呢。当然，其中的原因还真不是好找的。即使找出了某些疏漏或过失，也未必有胆量有机会写出来晒晒。咫尺天涯，这正是我和明医相比的结果。古语云，知耻而后勇，知难而思进。余虽不敏，请事斯语！

《王三虎经方医话》是这些年来我出过的几本原创书的剩余部分，内容繁杂而不系统。很多观点都在《中医抗癌进行时——随王三虎教授临证日记》《中医抗癌进行时——随王三虎教授临证日记Ⅱ》《中医抗癌进行时——随王三虎教授临证日记Ⅲ》《中医抗癌进行时4·随王三虎教授临证日记》《我的经方我的梦》《经方人生》《中医抗癌临证新识》《王三虎抗癌经验》《王三虎经方医案》中已经公开了，尤其是包含着"寒热胶结致癌论""燥湿相混致癌论"观点和海白冬合汤、葶苈泽漆汤、软肝利胆汤、保肝利水汤、通补三升汤、全通汤等自拟方的部分，本书就不再重复。

对于医案医话，我最初是受《岳美中医案医话》启蒙的。但我搞不清医案、医话的区别。时日已久，方才体会出，医案就是有案可查，详细具体，有头有尾；医话则是天马行空，形散而意不散，强调悟性、思路、方法和启迪，更有挂一漏万、抛砖引玉之意。在这个意义上说，医案医话互补。不过，我越来越喜欢医话了，因为题材灵活，有感而发，可长可短，可显幽默，内容适用于讲演，激情洋溢时可比单口相声。用我同学刘忠宝的话说就是"花言巧语"。

问题在于，我们的读者，我们的听众，我们的学员，太需要单刀直入，抛弃俗套，扬长避短，有多少好货尽显，不必打肿脸充胖子或无病呻吟。与《王三虎经方医案》（包含《肿瘤篇》和《杂症篇》）多年积累不同，《王三虎经方医话》（包含《感悟篇》和《临证篇》）则更多的是近年来的新思考，《小方治大病》《肺结节的经方治疗》《桂枝汤类方与肿瘤》《猪苓汤新解》等，一家之言，一得之见，虽能酣畅淋漓，但多半缺乏深入细致的推敲。尽管我身先士卒，不断更新，但毕竟"初出茅庐"，全靠读者和知我者学我者补充完善之。这么多杂乱的内容，成集后爱女王欢的挑刺改错、整理润色也功不可没。

人常说文如其人，字如其人，书如其人。这肯定是指老年以后定型之作。对于我个人医话这部书，我希望内容能像我的形体一样丰满，装帧比我的外貌耐看，传播的范围比我的脚步更远，学术生命比我的年龄更长。书在，我就在。当然，粗浅之处，恐所难免。"尽吾志也，而不能至者，可以无悔矣"。

子曰："学而时习之，不亦说乎？有朋自远方来，不亦乐乎？人不知而不愠，不亦君子乎？"在这四本书即将出版之际，我的心情和孔老先生一样，也就是：我这本书问世以后，我的学说得以在当代流传而时兴的话，那不是很快乐吗？退一步讲，如果没有广泛传播，但有内行学者从远方来向我请教、探讨，那也不错啊？再退一步说，即使反响很小，这是信息渠道不畅，人家没看到，不知道出了这本书，那自己就大气一点，不必耿耿于怀嘛，是金子总会发光的。

需要特别提出的是原第四军医大学91岁的老教授刘鉴汶主任，他是我的伯乐、榜样和忘年交，在这四本书即将出版之际，赐墨宝以壮行色，感激不尽。陕西省名中医黄斌强和刘兴旺医学博士的序为本书增光添彩，中国中医药出版社刘观涛主任大力支持，一并谢过。

《易经·系辞上传》谓："出其言善，则千里之外应之。""出其言不善，则千里之外违之。"此书既出，是善是恶，知我罪我，悉在读者诸君。诗曰：浸嗜岐黄五十年，践行仲景如登山。不比景岳著全书，只求小补于人间。

王三虎

2022 年 12 月 23 日于西安过半斋

王三虎

经方医话·感悟篇

目
录
MULU

第三章 用药心得

第四章 方剂新说

第五章 食疗保健

王三虎 经方医话·感悟篇

第六章　诊余随笔

再读经典

第一章

第一节 《伤寒论》第7条

《伤寒论》研究到今天，仍然有很多谜题未解。能够突破古今伤寒学家治学方法的局限，而独出心裁且不被当今重视的伤寒学家，比如《四川中医》编辑部邬宏嘉医师，哲思频出，令人耳目一新。下面转引他的短信，看我可曾虚说。

"王老师，有个问题向你请教。《伤寒论》第7条：病有发热恶寒者，发于阳也。无热恶寒者，发于阴也。发于阳，七日愈；发于阴，六日愈。以阳数七、阴数六故也。这里有一个很明显的问题，就是发于阳的反而比发于阴的好得慢的问题。很多医家也认为发于阳是发于三阳，发于阴是发于三阴，但是三阳也有不发热的时候，三阴也有发热的时候。所以有所不通。

我在读书的时候想到是否可以用热化（实）、寒化（虚）来考虑。发于阳就是邪气从阳化热，热则伤津、伤阴且伤气。发于阴就是从阴化寒，寒则伤阳。中医学有个观点，阳易复而阴难生，是以发于阳反而比发于阴好得慢。

这点从《伤寒论》的条文排序也许可以看出点端倪，就是太阳篇起于桂枝汤治寒，终于炙甘草汤养阴益气；整部伤寒398条起于辛温治寒，终于竹叶石膏汤清热养阴益气。不知道我的想法有没有可能，请王老师指教。"

其后，邬医师自己总结了《伤寒论》三步读法，第一步通读原文，大概了解；第二步遍读注家；第三步结合临床及医理批注家的漏洞，逐渐形成自己的观点。由此可见，治学方法很重要。

第二节 《伤寒论》第53条

邬宏嘉医师对《伤寒论》第53条的看法，也是有感而发，推陈出新。"病常自汗出者，此为荣气和。荣气和者，外不谐，以卫气不共荣气谐和故尔。以荣行脉中，卫行脉外。复发其汗，荣卫和则愈。宜桂枝汤。"

此条自汗出的机理，一般都解释为邪气扰卫，致荣卫相离而不和谐所致。但是仲景为什么要点出荣行脉中、卫行脉外呢？这是病理原因吗？荣行脉中、卫行脉外不是正常的生理状态吗？为什么会成为病理了呢？其实仲景点出这句话，应该是在说明治疗的目的就在于恢复荣行脉中、卫行脉外的正常生理状态！因为这条的病机就在于卫气虚陷于脉中，反而无以固护脉外，以致荣阴不得内守。

常自汗出，可知其为久病，故本条可从杂病论之。荣气和指的是荣气通畅，没有阻滞。卫气因虚而无力布外，以致内陷于脉中，脉外反而失去卫气的固护，致荣阴不能内守而外泄。桂枝汤中芍药、甘草、大枣酸甘化阴，既补荣阴，又可以敛荣阴而归入脉中，桂枝、生姜、甘草辛甘发散，以从脉中发越虚陷入脉中之卫气，使之行于脉外，如此则病愈矣。

第三节 读《金匮要略》札记

经典著作总有常读常新的感觉，《金匮要略》就是如此。57岁生日前夕，我晨读《金匮要略》，在水气病篇黄汗与历节、劳气的鉴别条文中，"发热不止者，必生恶疮"让我眼前一亮。在我看来，本条在简述黄汗两胫自冷与历节两胫发热后，重点从讨论盗汗、发热、肌肤甲错来提示劳气、瘀血、恶疮的发展过程和联系。

原文："黄汗之病，两胫自冷；假令发热，此属历节。食已汗出，又身常暮卧盗汗出者，此劳气也。若汗出已反发热者，久久其身必甲错；发热不止者，必生恶疮。"

其实，关于瘀血的表现，远不是肿块、青紫、疼痛、舌瘀、脉涩那么简单。现在活血化瘀方法泛滥，多致药过病所，徒伤无辜。而真正的瘀血证却被视而不见、听而不闻。《金匮要略·惊悸吐衄下血胸满瘀血病脉证治第十六》："病人胸满，唇痿舌青，口燥，但欲漱水不欲咽，无寒热，脉微大来迟，腹不满，其人言我满，为有瘀血。""病者如热状，烦满，口干燥而渴，其脉反无热，此为阴伏，是瘀血也，当下之。"其中，"但欲漱水不欲咽""腹不满，其人言我满""病者如热状……其脉反无热"都是肿瘤病临床常见而被忽视的瘀血指征。

《金匮要略·痰饮咳嗽病脉证并治第十二》"膈间支饮，其人喘满，心下痞坚，面色黧黑"的木防己汤证，绝类恶性肿瘤的上腔静脉综合征。在临床上我也用之，且常以本方中"石膏十二枚鸡子大"——张仲景用量最大的药来教授生徒，用石膏 60～90 克，也常能取效。虽偶有腹泻，正如张仲景《伤寒论》第 278 条所谓："虽暴烦，下利日十余行，必自止，以脾家实，腐秽去故也。"但今日再看方下"上四味，以水六升，煮取二升，分温再服"就大生疑窦，十二枚鸡子大石膏绝非六升水能煎熬的。

张仲景草药用量最大的是泽漆汤中的"泽漆三斤"，但其后即标注"以东流水五斗，煮取一斗五升"，用之再煮余药，很符合实际。不要说当时一升相当于现在多少多少，当时的鸡蛋也绝不会是鹌鹑蛋大小。

再看其后木防己去石膏加茯苓芒硝汤也是用的水六升，完全不受去掉那么多石膏的影响。还有连只有两味药的小半夏汤、三味药的小半夏加茯苓汤也都用水七升，足见"石膏十二枚鸡子大"是石膏鸡子大，"十二枚"衍文也。这是我第一次指出张仲景著作中的衍文，没有专业经验，斗胆直言，恐见笑大方，但不怕遗疏于生徒。

第四节　漫话《素问·腹中论》

《素问·腹中论》实际上是一篇有关腹部肿瘤的专门论述。大家知道，疼痛是恶性肿瘤最明显最难忍的症状，所以《素问·举痛论》之后，意犹未尽，或者说根据疼痛辨证解决不了的问题，只得接着专篇论述腹部肿瘤了。

首先讲的是鼓胀。包括肝、胆、脾、胰恶性肿瘤以及所造成的腹水在内，症状是"心腹满，且食则不能暮食"，病机是"气聚于腹"，虽然有方剂鸡矢醴，显然经验粗俗，不值一提。但对"饮食不节"这个复发因素的强调一语中的，也暗示了病因。

第二个病是血枯。只可惜"月事衰少不来"一语，令包括李时珍在内的大多数后世医家就将其定位为"主女子血枯病"。事实上，血枯病应是肝或胃的恶性肿瘤，而不是妇科病。先看原文：

"帝曰：有病胸胁支满者，妨于食，病至则先闻腥臊臭，出清液，先唾血，四肢清，目眩，时时前后血，病名为何，何以得之？

岐伯曰：病名血枯。此得之年少时，有所大脱血，若醉入房中，气竭肝伤，故月事衰少不来也。

帝曰：治之奈何？复以何术？

岐伯曰：以四乌贼骨……"

注家也不认为是女子独有，如《素问经注节解》："出血多者，谓之脱血，漏下、鼻衄、呕吐出血皆同焉。夫醉则血气盛，血气盛则内热，因而入房，水液皆下，故肾中气竭也。肝藏血，以少大脱血，故肝伤也。然于丈夫则精液衰乏，女子则月事衰少而不来。"

《黄帝素问直解》："男子脱血，若醉入房中而阳气竭，气竭不能摄血也；女子脱血，若肝伤，肝伤故月事衰少不来也。"

再从前后文来看，都是论述有肿块的疾病，这一段是在论述鼓胀（包括肝癌腹水），之后的第二段、第三段还接着论述了伏梁："裹大脓血，居肠胃之外，不可治，治之每切按之，致死。"与现代所谓腹膜后肿瘤相当。

关键是从临床表现来看，胸胁支满，妨于食，先唾血，四肢不温，目眩，大小便出血，类似肝癌、胃癌和子宫癌等恶性肿瘤的晚期症状。用乌贼骨补肝肾软坚散结，茜草活血止血，尤其是雀卵和鲍鱼汁，食药两用，血肉有情，补中有消，以补为主，止中寓行，以止为主。配伍巧妙，所以临床应用广泛。

第三个病是伏梁。病因明确"此风根也"，结合《素问·举痛论》"寒气客于肠胃之间，膜原之下，血不得散"和本篇"其气溢于大肠而着于肓，肓之原在脐下"，可见病机是风寒入中，气血凝涩，病位"居肠胃之外"，其相当于腹膜后肿瘤。症状是"少腹盛，上下左右皆有根""环脐而痛"，若出现骨转移则"身体髀股胻皆肿"。预后"此久病也，难治。居脐上为逆，居脐下为从"，治用针刺。后世补伏梁丸。

伏梁丸首见于宋代陈言《三因极一病证方论·卷八》：茯苓、厚朴（姜汁制，炒）、人参、枳壳（麸炒，去瓤）、白术、半夏（汤洗七次）、三棱（慢火煨熟，乘热温治）各等分。上药为末，煮糊丸，如梧桐子大。每服二十丸，空腹时用米饮送下，一日二服。或作散，酒调服。主治：伏梁。心之积，起于脐下，上至心，大如臂，久久不已，病烦心，身体髀股皆肿，环脐而痛，脉沉而芤。

次见于《东垣试效方·卷二》：黄连（去须）一两半，厚朴（去皮，姜制）半两，人参（去芦）五钱，黄芩（刮黄色）三钱，桂（去皮）一钱，干姜（炮）半钱，巴豆霜五分，川乌头（炮制，去皮）半钱，红豆三分，菖蒲半钱，茯神（去皮木）一钱，丹参（炒）一钱。上药除巴豆霜外，为细末，另研巴豆霜旋旋入末，炼蜜为丸，如梧桐子大。初服二丸，每日加一丸，二日加二丸，渐加至大便溏，再从二丸加服，食远淡黄连汤送下，周而复始。积减大半勿服。主治：心之积，起脐上，大如臂，上至心下，久不愈，令之烦心。

看来古人还是看过不少腹部肿瘤的。我看好李东垣的伏梁丸，黄连、黄芩清热解毒，桂、干姜、川乌散寒止痛，人参益气，厚朴理气，丹参活血，菖蒲开通经气，茯神安神，红豆利湿，巴豆消积通便，全方寒热并用，扶正祛邪，气血并治，排毒消积，非常全面，也很适用于腹部恶性肿瘤的实际。

第四个病是消中，也就是消渴。我想大多数人都不会理解在讲腹中论的时候为什么讲到消中。实际上消中（消渴）与恶性肿瘤是姐妹病，不仅《素问》看到了两者之间的联系，相提并论，张仲景在肺痿篇（相当于肺癌）的开始就讲到病因："问曰：热在上焦者，因咳为肺痿。肺痿之病，从何得之？师曰：或从汗出，或从呕吐，或从消渴，小便利数，或从便难，又被快药下利，重亡津液，故得之。"

西医学也已证明了糖尿病与肿瘤之间的密切关系，文献俱在，此不赘引。问题在于为什么。我认为，关键是燥湿相混的共同病机，所以糖尿病用苍术玄参、黄芪山药、生地黄黄连，两两相对。而对于燥湿相混的癌症，润燥并用的方剂就更多了，如麦门冬汤、猪苓汤、三物黄芩汤、瓜蒌瞿麦丸、当归贝母苦参丸等。《素问·腹中论》"夫热中消中者，皆富贵人也，今禁高粱，是不合其心，禁芳草石药，是病不愈"等，也道出了恶性肿瘤患者位高财大并不一定效果好的原因之一。

第五个病是厥逆。表现为"病膺肿颈痛，胸满腹胀"，实际上就是厥阴病的特殊表现，与肝癌的纵隔转移造成的上腔静脉综合征类似，只可惜被《伤寒论》厥阴病提纲的光辉遮挡了。只有把两者合看，才能揭开中医论治肝癌的冰山一角。

第五节　读《孔氏医案》札记

世事难料。博得大名者，往往其实难副，不见经传者，也许真才实学。从山东科学技术出版社1988年3月出版的《孔氏医案》一书中，就可得出上述结论。孔子的六十七代孙孔继嵩（1748—1820）由儒学而通于医，值瘟疫流行，乃出其所学以济世，活人甚众，随以医名于当世。

凡病有疑似者、奇怪者，必书其原委及用药得失之验，置诸案头，积而成册，自命《一见草》，当代乃集几种手抄本共成现今《孔氏医案》版本。该书文采卓越，议论绝伦，"宗六经之规范，发灵素之奥秘，理法方药，微妙悉彰，读后如清风霁月之爽人心脾"。其医学成就，绝不亚于喻嘉言之《寓意草》。

虽案不足百，却极具可读性，精妙之处，比比皆是，颇堪回味。以"孙姓小儿积水治验并诸积治法"为例，其中对积聚的见解，实能亮人耳目，启迪思维。此小儿以积水重症，经孔氏辨为"水以寒结，当由暴渴饮冷所致"，枳、术、姜、附，加大黄、厚朴、槟榔、泽泻取效。十去其八，病家转而求佛，乃慨然叹曰："使佛能佑人，谁不可佑？必僧而后佑，是私其党也，岂释迦之教哉！"

文采之斐然，已获我心。其后大段论述成积成癖之理，大可补我"风邪入里成瘤说"之未备。"在表之风寒，与肝木之风，同气相求，感而易入故也。夫外邪入里，里气不相拒而相合，则永无自散之期，于是气为之滞，血为之凝，周身中之津液为之吸聚，肠胃外之汁沫因而迫结。故其始起也，发热恶寒，积犹不见，久而见于胁下，久而横浸腹中，又久而满腹过脐。"

对于积起于风寒而多不用表散之法的原因，孔氏解释尤其到位："盖有气血痰涎为之锢蔽，有津液脂膏为之凝合也。"但值得重视的是，"其中亦有可以表散者，此不问其病之久近，而视积之浅深，亦必兼有表脉，且有疼痛移动，忽轻忽重之时，则一表散而病可尽，即或不尽，亦甚易为。"特别是"余尝数遇此症，皆以表散奏功"一语，直叫愚笨如我之以治疗肿瘤为业而敢写医案医话者，羞惭之至。

著名医家

第二章

第一节　扁鹊秦越人的是是非非

"扁鹊"是我国上古时期对名医的尊称，形容医生就像喜鹊一样翩翩飞来，带给人们吉祥安康。对应如西方誉称医护人员为天上派来的使者——白衣天使，并非专指某一个人。自从战国时期秦越人以医生的身份誉满天下以后，扁鹊就专指秦越人了。

扁鹊名传中外，声震古今，不仅是因为司马迁的《史记》浓墨重彩使他成为第一个正史有传的医家，更在于他跌宕起伏、充满异数的人生经历。让我们以当代的眼光进入公元前四世纪吧。

一、颇富传奇的学医经历

2400 年前，文化知识掌握在少数人手里，名医大家寥若晨星。医学知识的传授更是守口如瓶，非亲不传。一则当时的医疗技术还不成熟可靠，难于推广，只能找非常聪明、悟性很高的人才能避免误伤人命的风险；再者这样一个垄断性、投入产出比很高的行业的继承人只能是嫡系儿孙，肥水不流外人田呗。

扁鹊 20 来岁时在一个招待所当所长，旅客中有一个叫长桑君，经常过往，扁鹊对他高眼看待，奉为上宾，招待不错，私交甚好。长桑君经过 10 余年的长期考察，认定扁鹊聪慧过人，胆大心细，是个可造之才，乃决定把绝密的医书医术传授给他。

《史记》上说长桑君让扁鹊以"上池之水"冲服了他从怀中取出的药，一月后就有了透视功能，用这种方法看病，"尽见五脏六腑的症结"。情理上应该是经过一番神秘程序，扁鹊得到了这部宝书和要领传授，乃成为专业医生，而且旗开得胜。

"不积跬步，无以致千里"，即使这本书的内容再金贵，读之使人恍然大悟，也不会是人人一看就会，而是扁鹊私下留心多年，耳濡目染，积累了一些医学知识，又遇长桑君面授机宜，终得要领的结果。正应了"机会垂青于有准备的头脑"这句名言。而"与君一席话，胜读十年书"，就要反过来看，不苦读十年书，高人说十句、一百句、一千句、一万句也无用。

二、以脉诊为最的诊疗技术

扁鹊学识渊博，医术高明，走南闯北，随俗为变，治病救人，内、外、妇、儿、五官等科无所不通，还开创了望、闻、问、切的诊断方法，尤以望诊和切诊为最。扁鹊见桓公，通过望诊已经知道其疾病浅在肌肤，不治会深入。善意告之，桓公不仅不信，还不高兴。其后几次分别提醒病已渐次到血脉、肠胃，不治会更重，桓公十分生气，不以为然。扁鹊等最后一见面就赶快避开了。因为病在肌肤，可用熨药，在血脉，可用针刺、砭石，在肠胃，可用药酒，但病到了骨髓，就无法治了。后来果然被他不幸言中。说明他的望诊技术相当高超，也提示看病就要看人，这无疑成为中医的传统优势。

赵国权柄赵简子病，昏迷五日，举国慌乱。扁鹊诊脉后，说：脉象好着呐，没事，你们大惊小怪什么呀，不用三天就会自然清醒。后来果如其言。初露锋芒，但展现得还不够全面，仅显露了脉诊技术。机会来了，当扁鹊率众弟子来到虢国时，太子暴死，举国肃哀，扁鹊深知当时医疗水平普遍低下，有些休克患者常被诊断死亡，所以大胆上前，要求施治。

但恰好警卫班长是个业余中医爱好者，从门缝中看人，说：若果有上古名医换心换脑的本事或许还有救，你，说这话是逗小儿玩吧！扁鹊一听，仰天长叹。无知小人，你懂个甚？乃摆开架势，高谈阔论，口若悬河，滔滔不绝地讲述太子疾病的产生和发展。还说不信的话，你可听到太子耳鸣，看到太子鼻翼轻微煽动，摸一下太子，大腿根部还温热着呢。

警卫班长一听，顿时目瞪口呆，大惊失色，今天遇到高人了，太子说不定有救了，马上入报国君。国君即迎入内，扁鹊通过望闻问切，诊断为"尸厥"（休克），马上让弟子分别针灸、热熨、喂药，结果太子坐起来了。再服药调理20天而痊愈。扁鹊从此声名鹊起，大家以为他能把死人救活。扁鹊则如实回答，我只是把尚有一线生机的人治好，真正死了，谁也无可奈何。非常坦诚，尽显大医本色。

三、遭妒遇害的冷静反思

壮志满怀的扁鹊，千里迢迢来到咸阳，竟被嫉贤妒能的秦太医令李醯杀害，酿成千古遗恨。每念及此，无不扼腕长叹，思之再三。究其原因，其一，扁鹊名闻天下，为医或在齐，或在赵，即使在虢国也都可以施展才干，为民行医。为何千里迢迢，从齐到秦国呢？因为受到当时文人学士四处游说的社会风气影响，在所难免，而更主要的原因是寻求大显身手之处。

秦国僻处西戎，虽是一个后起大国，但有招贤纳士、收罗人才的优良传统。穆公掌权时，任用外来人才百里奚为相，奋起强国，成为春秋五霸之一。秦孝公修穆公之业，下令求贤，谓："宾客群臣有能出奇计强秦者，吾且尊官，与之分土。"（《史记·秦本纪》）于是商鞅应令从魏来，实行变法，使秦"乡邑大治"，国富兵强，称雄诸侯，成为战国霸主。

正是由于秦国在政治、经济、军事上的有利地位，尤其是形成了尊重知识、赏识人才的良好社会环境，而且整个国家处于上升发展的时期，才吸引了诸如丕豹、由余、张仪、扁鹊等大批政治、经济、外交、军事及医学家，入秦献力，施展宏图。

其二，李醯为什么要杀死扁鹊呢？嫉贤妒能是内因，而外因是秦国已经形成了人才的竞争与淘汰机制。扁鹊医术高超，名气太大，他来到秦国必然要影响李醯的太医令地位，李醯故而激起了杀人之心。

其三，秦国法度严明，李醯何以敢冒天下之大不韪，行凶杀人，且事后竟能安然无恙呢？《战国策·卷三》有云："医扁鹊见秦武王，武王示之病。扁鹊请除，左右曰：'君之病在耳之前，目之下，除之未必已也。将使耳不聪、目不明。'君以告扁鹊，扁鹊怒而投其石。君与知之者谋之，而与不知者败之，使此知秦国之政也。"

从这一段话可以看出，扁鹊初到秦国，立足未稳，请求做为秦武王切除面部肿瘤一类肿块的手术，却遭武王左右之人对手术效果、预后及后遗症的怀疑和担心。本来，扁鹊也可以像当初劝说桓公一样再三提醒，即使像斥责虢国中庶子（警卫班长）"以管窥天，以郄视文"那样批评左右之人也不为过，然后再表示不会有后遗症，或者说，即使有后遗症也要分清主次，就是出现一些"耳不聪、目不明"的后遗症，也比影响生命要轻吧。自然能得到武王之信任。

可这时的扁鹊，由于社会声望的提高，自我认知的强化，已很不耐烦再详细陈述自己的本领，心想，你这样看不起我的技术，爱看就看，不看拉倒。尤其是他从这事上看出秦武王也并非像传闻中那样任人唯贤，反有偏听偏信之弊端，进而推断在秦国已难谋大事，因此掷刀在地，拂袖而去。

李醯正好趁此机会，有恃无恐，在他从咸阳向东到临潼南陈村旁之戏河时派人将其杀害。在这种情况下，秦武王即使已有耳闻，也就装聋作哑，爱管不管了。

（本文发表在《医学争鸣》2010 年第 5 期）

第二节　张仲景与流行性感冒

当甲型 H1N1 流感猖獗流行时，我们自然而然地会想起以治疗流感起家的名医张仲景。

东汉末年，战乱频仍，疫疾流行，民不聊生。尤以伤寒这种现在称为流行性感冒的疾病，传染性最强、涉及面最广、病死率最高。时任长沙太守的张仲景，面对他的家族 200 多口人，不到 10 年时间就因病死亡了三分之二，而伤寒就占了十分之七的惨状，"感往昔之沦丧，伤横夭之莫救"，心急如焚，不得不弃政从医，重操旧业，治病救人。

由于他能勤求古训，博采众方，深入临床，悟性极高，终于在《素问》《九卷》《阴阳大论》《胎胪药录》等古籍的基础上，结合自己多年平脉辨证的临床经验，写成不朽之作《伤寒杂病论》，奠定了中医临床辨证论治的基础而誉满古今中外，被尊为医中之圣。

张仲景（约 150—219），名机，东汉南阳人。少年聪敏，善思好学，虚心稳重。每每为《史记》中古代医生秦越人到虢国诊治太子及望齐侯之色诊病的故事而激动不已，敬仰叹服名医之术，后拜家乡名医张伯祖为师，尽得其传，且青出于蓝而胜于蓝，医术比张伯祖更精。

张仲景的《伤寒杂病论》实集汉以前中医临证经验之大成，创理法方药之规范，开辨证论治之先河。可惜此书问世不久即因战乱而散佚。后经晋太医令王叔和将原书的"伤寒"部分整理成册，名为《伤寒论》。北宋时林亿等又将其余部分整理校订，名为《金匮要略》。如今，《伤寒论》和《金匮要略》已经与《黄帝内经》《神农本草经》并列，成为中医四大经典著作的半壁江山。

《伤寒论》是一部阐述多种外感疾病（以流感为主）及杂病辨证论治的专书。本书最大的贡献是在《素问·热论》六经分证的基础上，创造性地将外感疾病错综复杂的证候及其演变，提纲挈领地提出了较为完整的六经辨证体系，这是对脏腑、经络、病因、病机、证候、诊断、治疗方法的高度综合与概括，既是辨证的纲领，也是论治的准则。

书中有条文 397 条，载方 113 首。组方严谨精炼，行文言简意赅。在具体论述中尤其体现了具体问题具体分析的辨证论治特色，是中医学第一部理论和实际密切结合，理、法、方、药一线贯联的经典著作。可以说，《伤寒论》不仅为诊疗外感疾病提出了辨证纲领和治疗方法，同时也给中医临床各科提供了辨证和治疗的一般规律，对后世医家有很大的启发作用。

自晋迄今，研究《伤寒论》成名的医家数以千计，诸如王叔和、孙思邈、成无己、朱肱、庞安时、许叔微、郭雍、方有执、喻昌、张志聪、柯琴、徐大椿、尤怡以及日本的丹波元简、山田正珍等，他们或探隐索微，或整理校正，或重在阐发，或有所启迪，从而成为中医学术流派之荦荦大者，对中医学术的继承和提高功莫过焉。现代中西医结合的许多成果和成功应对禽流感、H1N1 的过程中，也从《伤寒论》中吸取了不少有益经验。

《金匮要略》则是杂病辨证论治的专书，以脏腑经络学说为理论依据，以整体观念为指导思想，认为疾病的产生都是脏腑经络病理变化的结果，故书中体现了脏腑辨证、经络辨证与八纲辨证相互为用的辨证方法，全书论述了 40 多种疾病，载方 205 首，以内科疾病为主，还有外科和三篇妇科专论，并附有杂疗方和食物禁忌。书中充分体现了治未病、标本缓急以及同病异治、异病同治的指导思想。

在治疗上除使用药物外，还采用了针灸、饮食调养及护理等方法。在药物剂型上，既有汤、丸、散、酒等内服药，又有熏、坐、洗、敷等外治法，对药物炮制及煎服方药均有严格要求，均为后世效法。尤其值得提出的是，张仲景在《金匮要略》中记载的抢救自缢者的方法竟与现代临床应用的人工呼吸法基本一致，是人工呼吸的最早记录。后世研究《金匮要略》的医家，代有其人。尤其是近代应用原书瓜蒌薤白白酒汤等类方治疗冠心病，大黄牡丹汤、薏苡附子败酱散加减治疗阑尾炎等，疗效显著，更加提示了其重要的学术价值。

张仲景的成功，不仅在于他天资聪颖，熟悉经典，有名师指点，能勤于实践以外，还在于他浓重的忧患意识和高尚的医德思想，具体表现在他的《伤寒杂病论·原序》中。如"怪当今居世之士，曾不留神医药，精究方术……但竞逐荣势，企踵权豪，孜孜汲汲，惟名利是务，崇饰其末，忽弃其本，华其外而悴其内……而进不能爱人知人，退不能爱身知己，遇灾值祸，身居厄地。蒙蒙昧昧，蠢若游魂。哀乎！趋世之士，驰竞浮华，不固根本，忘躯徇物，危若冰谷，至于是也"。忧患之情溢于言表，颇有拯溺救焚之心。他强调精究医术，才能"上以疗君亲之疾，下以救贫贱之厄。中以保身长全，以养其生"。若医术不精，身体垮了，名利只是过眼云烟而已，所谓："皮之不存，毛将安附焉？"

他还从医学伦理道德角度，批评了当时医生浅陋的学识以及草率的医疗作风，即"观今之医，不念思求经旨，以演其所知；各承家技，终始顺旧，省疾问病，务在口给。相对斯须，便处汤药，按寸不及尺，握手不及足，人迎趺阳，三部不参，动数发息，不满五十，短期未知决诊，九候曾无仿佛，明堂阙庭，尽不见察，所谓窥管而已"。

这些都可从反面映照出张仲景当年以天下为己任、发奋图强的风貌。这种恨铁不成钢的激昂言辞，虽然出发点是好的，但将当时医生以至知识分子批评得一无是处，略显愤世嫉俗有余，谦虚容让不足。这也可能是当时医家及史学家未能给他立传的原因之一吧！以致他的生平事迹多是传说。

如长沙太守及坐堂行医之事即是其例。相传他在做长沙太守期间，打破常规，定于每月初一和十五两天，在公堂上为人治病，时间久了形成惯例。后人为了纪念张仲景，就将在药铺里看病称为"坐堂行医"。还有他青年时期，听说襄阳同济药铺有个名医王神仙善治搭背疮时，就跋涉数百里拜师求艺。假若当时有人记载的话，张仲景一定还有许多可歌可泣的事迹。

后人对张仲景非常崇拜。湖南长沙、湘潭等地，明清时曾以正月十八日为医圣张仲景诞辰纪念日，群众集会，或举酒相庆，或挥药而舞，或赋词而歌，以为纪念。河南南阳东高阜处为张家巷，有张仲景故宅。延曦门东迤北五里，仁济桥西，有张仲景墓。明代在南阳建医圣祠，清代已规模宏伟，地广百亩。如今已修葺一新，供人瞻仰凭吊。

张仲景的弟子有杜度、卫汛等。杜度识见宏敏，器宇冲深，淡于骄矜，尚与救济。师事仲景，多获禁方，名著当时。卫汛知书疏，有才知，好医术，少时从师仲景，撰有《妇人胎藏经》《小儿颅囟方》，开妇、儿科专书之先河，补仲景之未备，也可谓名师出高徒。

回顾中医发展史，像H1N1这一类传染病总是层出不穷，此起彼伏，从张仲景论治伤寒，到明清温病学家辈出，可以说中医就是在与传染病斗争中成长和壮大的。张仲景在《伤寒论》中创立的辨证论治原则和麻黄汤、桂枝汤、小青龙汤、小柴胡汤等方剂，不仅对H1N1有一定疗效，而且对今后新出现的传染病防治也将有一定的借鉴作用。

（本文发表在《医学争鸣》2010年第1期，原题目是张仲景与H1N1）

第三节　华佗与军医职业

"一切历史都是当代史"。因为历史研究者总是以当代人的视角和认知来对待已经发生的一切。就如华佗这位家喻户晓、鼎鼎大名的医家，我们不能仍然停留在歌功颂德的层面而为其"惨遭曹操杀害"惋惜不已，更应该换个角度，客观地分析其成败原因，以史为鉴。

我以为，华佗的成败均与他所从事的军医职业密切相关，套一句成语就叫"成也萧何，败也萧何"。

大凡太平盛世，人们生活安定，时间充裕，文化发达，又有经济交通、信息传播等良好条件，医家多在收集资料，总结前人经验成果，著书立说上下功夫，容易出集大成式的成果，而在战火纷飞的动荡年代，疫疾流行，太多的社会需求，无数的动手实践机会和医生强烈的忧患意识则容易造就以外科为主、力求手到病除、针到病除的创新型医家。

华佗就生活在东汉末年、三国初期。那时，军阀混战，水旱成灾，疫病流行，正如当时一位著名诗人王粲在其《七哀诗》里所谓："出门无所见，白骨蔽平原。"客观上为一代名医的诞生提供了外在条件。在外科手术方面，华佗医技高超，自古至汉未有出其左右者，被后人誉为"外科鼻祖"。

对于结积在内的病，针药所不能达到，则刳破腹背，抽割积聚。若在胃肠，则断截湔洗，除去疾秽，既而缝合，傅以神膏，四、五日疮愈，一月之间皆平复。这样大的腹部手术的成功，关键是华佗创制的口服麻醉药——麻沸散。在手术前服麻沸散，一会儿便昏睡无知觉。这种全身麻醉术是中国医学史上非常重要的发明创造，是外科学的里程碑。

用这种先进的技术加上具有杀菌消炎抗感染作用的"神膏"，华佗曾成功地完成了腹腔肿瘤切除等大手术。如某患者求诊，华佗认为病位深，应当剖腹，但寿命也只能再活十年。应患者要求，华佗成功地进行了手术，十年后患者才死。又有人腹中半切痛，十余日中，须眉坠落，华佗认为是脾半腐，可刳腹疗养，便让他服用麻沸散后，剖腹探查，果见脾半腐坏，刮去恶肉，傅以神膏，加上服药，百日获愈。

华佗之所以取得如此显著的成就，不能说与他的军医职业无关，他在当时最高的军事长官曹操身边服役治病是个不争的事实，服役多长时间，历史记载不详，但他为关公刮骨疗疾已经标志他在几个部队工作过了。《历代名医图赞》中的一句诗对此做了概括："魏有华佗，设立疮科，剔骨疗疾，神效良多。"

可以说正是他的职业军医经历造就了这位军阵外科专家，换言之，是华佗开创了军阵外科（野战外科）。说华佗的麻沸散和"神膏"是在军医实践中的创新，应当符合当时的实际和情理。而和他同时代的名医张仲景和董奉就没有这个条件，只能以治疗流感和医德见长了。

王三虎

经方医话·感悟篇

华佗还有高超的针灸术，史称"针灸不过数出"，言其施针用灸的精练。而且华佗在针刺时有强烈的针感，并能使针感达到病所，故取效迅捷。督邮徐毅患病，曾请医官刘租针刺治疗，病情未见减轻，后增添了咳嗽，欲卧不安。华佗认为这是针刺时刺伤内脏之缘故，难以救治了，后果如其言。后来华佗分析了针刺误伤内脏的原因，是采用了"夹脊三寸"的取穴方法，因此发明了夹脊一寸的新方法，从而确保针刺的安全有效。后人为了纪念，将这些穴位称为"华佗夹脊穴"，流传至今。

曹操患头风，华佗用针，随手取效。《三国志》对此的记载是"佗针鬲，随手而瘥"。后来，随着政务和军务的日益繁忙，曹操的头风病加重了，华佗说："此近难济，恒事攻治，可延岁月。"但是，随着时间的推移，华佗就不愿继续当军医了。为什么呢，在古代医生地位不高的情况下，这位"兼通数经""为人性恶，难得意，且耻以医见业"（《后汉书·方术列传》）的高级知识分子力图谋取更高的职位的想法也在情理之中。华佗对军政大权在握且知人善任的老乡曹操满怀希望，但曹操正是因为知人善任才认为华佗就是当军医的料，而不适合当官从政，故置之不理。

从曹操"佗能愈此。小人养吾病，欲以自重"这句话中，可以看出曹操还是明白华佗的心思，当然也难免疑心太重。天长日久，华佗诈称收到家信，要回家一趟。到家以后，以妻病托辞，逾期不返，曹操多次写信催促，仍不动身。于是曹操派人查验，证实了华佗属无故推延，曹操依照汉律，以"欺骗罪"和"不从征召罪"判处华佗死刑，将其收监处死。名医巨星，从此陨落。我们在扼腕长叹之余，也应畏惧军纪国法的森严。

华佗在内科疾病的诊治方面，精于方药，开药不过数种，经验丰富，擅长精神治疗方法。

华佗在妇产科方面也极富经验。如李将军妻病甚，华佗诊脉后指出，"伤娠而胎未去"，将军说确实是伤娠，但胎已经去了。华佗说根据脉象胎未去啊，将军不以为然。华佗回去后，患妇稍好。百余日又发作，再请华佗。华佗说，这个脉象表示原来是双胎，当生两儿，一儿先出，出血很多，另一个没生下来，母亲及旁人都不知道。

胎死后，血脉不通，必然附着在母脊，所以多腰背痛。今应用汤药，并针刺一处，这个死胎就一定会下来。结果用了药和针后，患妇腹痛急迫如生产状。华佗认为这是死胎久枯，不能自出，使人探知，果得一具男性死胎，手足完具，色黑，身长约一尺。给军人家属看病，也算是华佗作为军医的旁证吧。

华佗还是医学教育史上的杰出人物。首先他择徒有严格要求，吕复《医门群经辩论》称"虽欲拜他为师而不可得"，即是此意。其次，华佗采用理论与实践相结合的教学方法，边讲解边让学生操作。如有人头眩，数年头不得举，目不得视，华佗让解衣倒悬，头离地一二寸，用湿布擦全身，观察经脉的不同颜色，令弟子数人用铍刀决脉，五色血尽，看到红色血液流出时，就以膏摩擦患处，盖上被子，使周身汗出，服用葶苈犬血散，很快就痊愈了。也许正是这种教学方法的结果，华佗的高徒樊阿善针术。一般医生都认为背及胸脏之间不可妄针，针之不可过四分。而樊阿在背部针刺进一、二寸和巨阙胸脏达五六寸，而病皆愈。

另外，华佗采用因材施教的方法，他的弟子有吴普、樊阿、李当之等，根据学生的不同特点，传授不同的内容。广陵吴普跟华佗学习，按照华佗的经验，往往治病获愈，系当代名医。华佗对吴普说：人体要劳动，但不能过度。活动则饮食容易消化，血脉流通，疾病就不会发生。好像门轴，永远不会腐朽。所以古代懂仙术的人，行导引术，"熊经鸱顾，引挽腰体，动诸关节，以求难老"。

并将自己发明的一套健身操——五禽戏传给吴普。这就是仿照虎、鹿、熊、猿、鸟五种动物的常见动作编制的，既可治病，又能使身体强健灵活，亦是导引术的一种。当身体不适之时，做一遍体操就能身体快适而汗出，再扑一些粉，就会身体轻便而欲饮食。吴普照此操练，活了九十多岁，而且耳目聪明，牙齿完整。吴普还撰有《吴普本草》《华佗方》十卷。

华佗不仅向樊阿传授了针术，还传授了能食用而有益于人的保健药——漆叶青黏散。这是华佗从迷路而入于山中且经常食用这种植物的人那里得来的，一名地节，又名黄芝，主要有调理五脏，益精气、杀虫、轻体、乌发的作用。樊阿按照华佗所言，寿百岁余，且多人服用皆有大验。

华佗的弟子还有李当之，其少通医经，尤精药术，著有《李当之本

经方医话·感悟篇

草》。至于华佗为什么未将他的高、新、尖技术——剖腹手术传给学生，可能是考虑要因材施教。他的学生中尚缺乏有这方面培养前途的人才，加之学生社会地位低，难以担当这么大的风险。还有客观原因是麻沸散和神膏只解决了外科三大关之两关，其中出血输血关华佗并没有也不可能解决。择徒严格，因材施教的华佗自然不可能将这一技术传授下来。

华佗善于总结经验，临死之前，曾将一卷书拿出来托狱吏保存，并谓"此可以活人"，可见是他晚年的得意之作。无奈狱吏畏法不敢接受，华佗只得索火焚烧，酿成千古遗憾。

孔子云："见贤思齐焉，见不贤而内自省也。"对于华佗这位著名医家也要一分为二看待，态度鲜明，扬善避恶，理性继承，这才是我们应有的态度。

（本文发表在《医学争鸣》2010 年第 3 期）

第四节　名医楷模——王叔和

上下五千年，名医实在多。要说楷模者，还数王叔和。能成为名医楷模，是因为王叔和的成才轨迹符合中医成才的普遍规律，具有效仿、复制、学习的价值。而这一轨迹的步骤就是刻苦攻读，博览群书，大量实践，善于思考，及时总结，勤于著述，在此基础上，还能适时（50 岁左右）完成了"三个转变"（我总结的），即：由继承向创新转变，由编书向著书转变，由人才向人物转变。而这"三个转变"正是当今众多主任医师成为名医的关键环节。

一、学医行医经历

王叔和（201—280），名熙，高平（今山西高平人，一说山东微山县）人。时值魏晋之际，生于达官贵族家庭，少年时期，已博览群书，通晓经史百家。后因战事频繁，时局动荡，为避战乱，随家移居荆州。

时值张仲景医学生涯的鼎盛时期，加上王叔和与仲景弟子卫汛要好，深受其熏染，逐渐对医学产生兴趣，乃勤求古训，博采众方，深究病源，遵古而不泥古，从而医术日精，名噪一时。他曾做过曹操的随军医生，32岁被选为魏国少府的太医令。魏国少府中大量的名医典籍，造就了他成为名医的客观条件。唐·甘伯宗《名医传》对王叔和的评价："性度沉静，通经史，穷研方脉，精意诊切，洞识摄养之道，深晓疗病之说。"

二、搜集整理《伤寒论》

在王叔和3岁前后，即公元203—204年间，张仲景著成划时代巨著《伤寒杂病论》一书，无奈生不逢时，战乱频仍，不久即散佚不全，未能发挥其应有的作用。幸而几十年后，"专好经方，洞识养生之道"的太医令王叔和借得天独厚的条件，首先看到并认识到此书的非凡价值，且能在其位、谋其政，进行了搜集、整理、补充、编次等繁复工作，将其中伤寒部分独立出来，名《伤寒论》，从而流传至今。

王叔和对《伤寒论》以及外感病症的辨证论治颇有研究，在《伤寒论》的整理过程中，加入了自己的观点不足为奇。可以看出现行成无己本《注解伤寒论》中之《辨脉法》《平脉法》《伤寒例》三篇和后书部分《辨不可发汗病脉证并治》以下八篇均是王叔和之手笔。从中也可以看出王叔和对张仲景汗、吐、下、温、刺、灸、水、火诸法既有继承又有发展。同时，《伤寒论》的主体部分，也就是397条内容，也是经王叔和的整理保留下来的张仲景原著。所以，历代医家如成无己、王安道、林亿等对王叔和此功赞誉有加，推崇备至，认为是仲景之功臣，功莫大矣。

与此相反，诋毁攻击批评者也大有人在，如方有执、喻嘉言、程郊倩等认为王叔和之整理错误颇多，乱了仲景本来面目。毁誉参半，莫衷一是。实事求是地看问题，叔和去仲景未远，本人医学功力深厚，诚心可嘉，最易保存仲景真面目，即使有自己的见解也是可以理解的。而攻击王叔和以恢复仲景本来面目的伤寒学家何尝不是出自己见。正如吕震名所谓："然以余平心而论，叔和传书之功，诚不可没。"

中医博大精深，源远流长，典籍众多，异说纷呈。要想成为名中医，非要有李时珍那样"耽嗜典籍，若啖蔗饴"的浓厚兴趣不可。正如现在的流行说法："西医科研向前看，看看有啥新进展；中医科研向后看，问问古人怎么办。"所以，要成为有名的西医，外语不可或缺，要成为有名的中医，古文必须精通。

作为独特的治学方法，历代中医都有"不动笔墨不看书"的优良传统。常常能在读古书时找出乐趣，擦出火花，收获心得。而且，这种心得体会往往是以编写、编辑、编著古籍为主要形式。

《伤寒论》自王叔和编次出版后，伤寒注家有名者成百，出书者上千，甚至学派林立，各鸣其长。但千百年来，大多数已淹没在历史的尘埃中，也都不能代替那几万字的《伤寒论》原文。尽管如此，这也并不能说明他们的这种治学方法已经过时，因为，他们就是通过这种方法提高了自己的理论修养和临床技能而成为名医的。

现在包括中医自身在内的一些人，看不起这种治学方法，不屑一顾，说就是抄抄写写嘛，谁不会？颇有"非不能也，是不为也"的豪迈。问题是，这种抄抄写写的东西，固然不如原创的高贵，但不积小流，怎么能成江河，不继承，哪能谈得上创新？

要求每一篇文章、每一本书都是字字珠玑的精品是有困难的，也是脱离现实的。古今著名中医大都是通过这种方式在继承中创新的，在编著基础上著书而功成名就的，王叔和由编《伤寒论》到著《脉经》就是榜样。

三、著《脉经》

遍览古今中外名人的成长经历，没有一个可以完全照搬的模式。王叔和所处的时代，《黄帝内经》《难经》《神农本草经》《伤寒杂病论》等中医经典著作已经涵盖了从基础到临床的方方面面，而脉诊，既是高深莫测的诊断技术，又是处于如一盘散沙、有待整理提高的状态。王叔和之医术，以脉诊为最。他鉴于脉理精微，难于辨别，尤其是有许多脉很相似，往往是在心易了，指下难明。

况且还有几种脉象同时出现和不同病而脉相同等情况，非常复杂。一有差错，将关系到人命安危。但以前的医书或文字深奥难懂，或秘而不宣，以致学者无所适从，往往延误患者。故在整理岐伯、华佗等诊脉论述的基础上，结合自己的临床经验，将脉学理论系统化，著成《脉经》十卷。

首先确定了寸口诊脉法：在《内经》三部九候诊脉法，《伤寒论》人迎、寸口、趺阳三部诊脉法的基础上，进一步总结，解决了寸口诊脉法中寸关尺三部的脏腑分配问题，从而使寸口诊脉法更加实用和操作性增强，很快被医界人士所接受。

在《脉经》中，王叔和对相似脉象进行了比较，将脉象分为 6 组 24 脉，即浮、芤、洪、滑；数、促、弦、紧；沉、伏、革、实；微、涩、细、软；弱、虚、散、缓；迟、结、代、动。

另外，王叔和论脉的特点还在于不是独立地论脉，而是脉与证相结合。正因为如此，《脉经》其后成为历代医学的教科书，广为传诵。不久就传到日本、朝鲜，10 世纪又流传到阿拉伯。阿拉伯学界泰斗拉希德·J·哈姆达尼的《伊尔汗的中国宝藏》中引用了王叔和的《脉经》。阿拉伯医学之王阿维森纳的《医典》中 48 种脉象，有 35 种与中国医学相同。17 世纪时《脉经》已译成多种文字在欧洲流传。

王叔和正是审时度势，着眼于脉诊这门当时中医的优势学科和独门技术，才得以纲举目张，事半功倍。就像 16 世纪的解剖学、17 世纪的生理学、18 世纪的病理学、19 世纪的病原微生物学、20 世纪的传染病学、21 世纪的分子生物学等一样，都是最能出成果的学科。随着时代的进步，脉诊这门古老而神秘的技术，已逐步黯淡了往日的光辉，甚至可以说是风光不再。这就像听诊器一样，地位的下降，正是诊疗手段日新月异的反映。

愚以为，中医现在应该把着眼点或者说是中心放在恶性肿瘤、糖尿病、病毒性疾病等优势病种和中草药、大内科、妇科、针灸、推拿、外治等特色学科上，深入研究，继承创新。从王叔和身上学到的大处着眼、小处着手、小题大做的做学问方法，或许比我们从《脉经》的具体内容上得到的好处还要多。

（本文发表在《医学争鸣》2011 年第 1 期）

第五节　晋代军医刘涓子

军医在我国自华佗始，同时代还有于吉在军中医护将士。其后的晋朝不仅有了明确的、常设的军医编制——太医校尉、太医司马，而且还有了专职治疗战伤的军医——金疮医，其中，李永青史留名。尤其值得大书特书的是著有我国第一本外科专书的职业军医——刘涓子。

一、神话传说中的真实内核

古今中外的历史上有很多神话传说，我们不能都当成"哥只是一个传说"而不屑一顾。就像神农尝百草、黄帝创医药、伏羲制九针一样，我们不能只简单地说那是托名而已，要看出在医药起源时期，社会几乎没有分工，远古氏族部落领袖首先是个能人、多面手，同时负有保护部族安全健康的社会责任，在寻找医药方面，不能说没有一点动作。相反，主动积极的探索倒是理性的必然。刘涓子的事迹就有神话色彩。

传说刘涓子在丹阳郊外校射，忽有一物，高二尺许，因射而中之，走如电击，声若风雨，夜不敢追，第二天率弟子数十人寻其踪迹，至山下，见一小儿，问欲何往，小儿曰："主人昨夜为刘涓子所射，取水以洗疮。"因问主人是谁？答曰："是黄老鬼。"乃窥小儿还，未至，闻捣药声，遥见三人，一人卧，一人阅书，一人捣药，即齐声喊叫，突然上前，结果三人都跑了，遗留一痈疽书，并一臼药，被刘涓子所得。因而其书名为《刘涓子鬼遗方》。

透过神话看本质，可以说作为军医的刘涓子在军医生涯中阅历丰富，善于搜集各地药物和医药文献，经验与理论日趋成熟，从而名声大震。神话传说其实是对这种级别很高的军医率领几十个弟子（相当于现在的博士、硕士生）在郊外苦练军事技术场面的颂扬和放大，应该是有事实依据的，但也从侧面反映了军医在医学发展史上的重要地位。

二、全面实用的战伤救治技术

公元 410 年（义熙六年），刘涓子从宋武帝刘裕北征南燕慕容超，医治受伤军士。军阵外科经验日渐丰富，"有被创者，以药涂之，随手而愈"，话虽夸张，必有依据。《刘涓子鬼遗方》就是他的经验总结。虽然这本书是他姐的重孙龚庆宣整理出版的，但外举不避嫌，内举不避亲，"涓子用方为治，千无一失"，当非空穴来风。

在《刘涓子鬼遗方》短短的五卷本中，第二卷就是专门治疗刀箭所伤，有金疮方 31 首，占全书 140 个方剂的近 1/4，包含止血止痛、生肌续断、接骨解毒、出箭消肿等多种功能，几乎是冷兵器时代野战外科精炼实用的诊疗手册。

对脓肿切开、排脓的重要性有所强调，对于野战外科的病症，除外用贴敷方法外，还能熟练运用黄连、黄芩等中药疗治。对于外科急重症如大出血引起的金疮烦渴，选用补血活血安神的药物。对于箭镞在肉中不出，刘涓子有用半夏和白蔹下筛，以酒渍之经验，还有以蓝子散治金疮箭毒的经验。对休克等危急症的救治，刘涓子也有拿手好戏（药物、剂型）："治金疮弓弩所中，闷绝无所识，琥碧散方：琥碧随多少，捣筛，以童子小便服之乃热，不过二服。"

对外伤性肠管脱出的治疗，刘涓子提出小麦喷饮方，即把药液直接喷在肠管上，这应该是对感染起到了控制作用。在促进肠管的还纳过程中，他又提出利用肠襻重力作用的一种"颠簸"方法，如："取病人席四角，令病人举摇，须臾肠便自入。"

这一方法在当时来说，还是颇具巧思，能起到一些作用的。另一点值得提出的是，他对腹部外伤后护理方面曾提出"十日之内不可饱食，频食而亦少"的论点，这对减轻伤后腹胀，恢复肠管的蠕动功能是个重要措施。这一措施和现代外科腹部手术的饮食调理原则基本一致，在 1600 年前对围手术期提出的这些见解难能可贵。由此可见，刘涓子是一个技术全面的古代军医。

三、针对时弊的积极态度

医家是社会的一员，首先要对当时所处的社会给予密切关注，重视目前和近一段时间内严重危害大众健康的问题。要不然，就会因对社会的冷淡而被社会所冷淡。现代中医的地位就是随着能否解决当前社会急需解决的卫生健康问题而上下波动。

20 世纪中医治疗乙脑和 21 世纪治疗 SARS（传染性非典型肺炎）的成功就使得中医地位有所上升，而长期受西医学抗生素等的影响造成的西化倾向也曾使中医地位和作用遭受非议，临床阵地缩小。

服石，早在战国就有先例。魏晋时期，士人以服石作为追求风姿美，或养生长寿，或刺激性欲，由于魏尚书何晏大力宣扬自己"服五石散，非惟治效，亦觉神明开朗"，从衰弱之体、憔悴之容，一变而为神明清朗，容光焕发，称美一时，以致上行下效，风及朝野，服石遂成时尚，士大夫尤其乐此不疲。

这种服石以追求仪容风貌上光明晶莹，生动活泼美的时尚，与人格上崇尚放达、自由、个性解放相呼应。时髦的举动，带来了严重的后果，此类药物热力强，毒性大，副作用明显，尤其是盲目而无针对性地大范围服用，不仅出现了痈疽陷背、舌缩入喉、脊肉溃烂、双目失明、小便不通等药源性疾病，死于非命者也不计其数。所以，痈疽已成为当时发病率最高的一类疾病。

作为军医外科专家的刘涓子，在这方面着力最多，成就最大。在痈疽诊断方面，他首次提出以局部有无"波动"为辨脓的指征，把脉搏与体温的变化也看作是诊断有脓无脓的重要参考依据，并且对头面部炎症的危险性有了充分认识。他在《刘涓子鬼遗方》里对生长在颜面上的痈疽多次提出"险症""害人""最险"的告诫："鼻下人中两处发者为发髭结毒，攻作寒热交并，亦能害人。""鼻骨中亦能害人。""唯眼后虚处最险。"甚至明确提出"耳门前车接骨处"不可患痈疽等论点。因为面部有丰富的淋巴与血管网，且与颅内血管相连，故一旦感染，炎症就有可能扩散到颅内而危及生命，这在抗生素诞生之前，危险自不待言。

这些记载包括了颜面三角区及耳周围的危险区域，而西医对颜面三角区及其意义直到 19 世纪才为 Jules Assezat（1832—1876）提出。在治疗方面，还提出早治疗的思想，并对痈疽的治疗采取了综合方法，如灸法、薄贴法和针烙引流法等，其中针烙引流和纸捻引流法是中国古代外科学上的创举。刘涓子虽以外治为主，又强调内治，内治以清热解毒、活血化瘀、补气生津为原则，为后世外科消、托、补三大法则奠定了基础。

我们应该学习刘涓子这种迎难而上、纠正时弊、着力解决当时的医学难题的敢于担当精神。像当今由于生活水平的提高，高血压、冠心病、肥胖、脂肪肝等生活方式疾病已成为严重威胁人民健康的因素。

我们就要向社会大众多宣传医学知识和养生保健方法，尤其要把中医心身并调，动静结合的指导思想和饮食有节、起居有常、不妄作劳、恬淡虚无、真气从之、精神内守、病安从来的养生观介绍给大家，防患于未然，做到大范围的治未病。我们不大力宣传、普及科学知识，就会有人滥竽充数，糊弄百姓，"蒜你狠""豆你玩""把吃出来的病吃回去"等不一而足。"舆论阵地，无产阶级不去占领，资产阶级必然要去占领"嘛。

四、团结合作的工作作风

刘涓子还有良好的团结合作精神，曾与晋代外科名医甘伯济共同为秭陵县令治疗发背（背部蜂窝织炎）。也许是他谦虚好学、尊重同行的品德和长期细致的观察和体会，促成了他在继承中医经典的基础上有所发展，如张仲景在《金匮要略》上关于肠痈的记载"肠痈者，少腹肿痞，按之即痛如淋"，刘涓子在记述肠痈的腹部触诊上较前有了新的进展，他不仅注意到压痛与肠痈的关系，而且还记载了除"肿痞"之外"坚"的指征。

"（肠）痈之为病，诊小腹肿痞坚，按之则痛，或在膀胱左右，其色或赤或白色，坚大如掌"，这段记载突出了腹肌紧张的强度，在很大程度上反映了他对炎症所波及的范围、程度与肠痈的关系的认识，更加符合临床实际。

（本文发表在《医学争鸣》2012 年第 1 期）

第六节　千年养生第一师——孙思邈

历史总是惊人的相似。每当太平盛世，人们摆脱贫穷，温饱有余之后，健康长寿就会成为经久不衰的热门话题乃至时代风尚。如今，面对汗牛充栋、琳琅满目的养生书刊和名家辈出、目不暇接的健康讲座以及层出不穷、标新立异的保健物品，我们更怀念1400多年前，身处盛唐的养生大师、被誉为"药王"的著名医家孙思邈。

因为他的养生保健学说有继承，有发展，系统、全面、客观、纯正、简明、实用，无带功利观的广告，无靠想当然的推衍。他说到做到，身体力行，以101岁的高龄和不朽的著作成为令后人高山仰止的丰碑。

孙思邈，唐·京兆华原（今陕西省铜川市耀州区）孙家塬人，约生于公元581年，卒于公元682年。他自幼聪颖好学，敏慧强记，7岁时每天能背诵一千多字，人称圣童。到20岁左右，他已是知识渊博，精通儒、道、佛诸家的大学者了。

孙思邈尤其对医学有一定造诣，多所领悟。开始行医于乡邻，颇有良效，自己多病的身体也通过自行调治变得强壮起来。从此更加努力，勤求古训之外，四处拜师求学，曾长途跋涉于太白、终南、峨眉、太行等名山，奔波在秦、川、豫、晋等地，采药考察，收集验方，行医治病，救人无数。

尤其是在京城居住的十余年间，正值盛唐，经济发达，文化繁荣，中外交流频繁，他不仅饱览了皇家藏书和当时向全国征集的经籍图书，还广交师友，探讨学问，如长于养生和方药的名士孟诜、通晓药性的韦慈藏等，均与之过从甚密。这些都扩大了他的知识领域并加深了他的学术修养。

70余岁时，他著成代表作《备急千金要方》。晚年针对朝野关注养生保健、追求长生不老的实际需求，关注老年医学，探求养生保健真谛，殚精竭虑，著成《千金翼方》，羽翼《备急千金要方》之不足，合称《千金方》，成为唐代最具代表性的医药学著作。内容涉及中医内、外、妇、儿、五官各科及医德、药物、养生、食疗、解毒、急救、针灸、按摩等各个方面，载方5300首，被誉为我国第一部临证百科全书。

孙思邈的《千金方》中，不仅有关大医精诚的论述全面丰富，开创了医德医风之典范，而且发明创造甚多，如书中最早记载了用米糠和麦麸来治疗脚气病，用葱管导尿，让夜盲症患者吃动物的肝脏等现在看来是非常科学的见解与方法。孙思邈所创用的以痛取位的"阿是"穴，是他对针灸学发展的一大贡献，已被千余年来无数针灸学者所验证肯定。这些均对后世产生巨大影响。

孙思邈养生保健学说，内容非常丰富实用，特点是从行为、饮食、起居做起，不仅有全面系统的理论阐述，而且有许多行之有效的方法。首先，孙思邈继承了《黄帝内经》"不妄作劳"的养生精髓，讲究在日常生活中养精蓄锐，不过度劳作，如在日常生活中"莫久行、久立、久坐、久卧、久视、久听"，因为久行伤筋、久立伤骨、久坐伤肉、久卧伤气、久视伤血、久听伤精。还提出"莫强举重、莫忧思、莫大怒、莫悲愁、莫大惧、莫跳踉、莫多言、莫大笑，勿汲汲于所欲，勿郁郁怀愤恨"，因为这些"皆损寿命，若能不犯者，皆得长生"。

现代多看电视造成的普遍近视，常戴耳机造成的听力下降，过度运动造成的肌肉损伤，欲望过多造成的精神抑郁等，这类人皆应听听古代圣贤遗训，防患于未然，而不是病后依靠药物这种"渴而穿井，斗而铸锥"的被动方法。在《备急千金要方·养性·道林养性第二》中孙思邈谓："故善摄生者，常少思、少念、少欲、少事、少语、少笑、少愁、少乐、少喜、少怒、少好、少恶。行此十二少者，养性之都契也。"

而且随后解释了这样做的原因，是多思则神殆，多念则志散，多愁则志昏，多事则形劳，多语则气乏，多笑则脏伤，多愁则心慑，多乐则意溢，多喜则忘错昏乱，多怒则百脉不定，多好则专迷不理，多恶则憔悴无欢。他认为"此十二多不除，则荣卫失度，血气妄行，丧生之本也"。一言以蔽之，十二少的精华就是"思无邪"，思想中减少对身体不利的意念。可见"十二少"既是初学养生保健的入门之径，又是能避瘟疫、健身体、强意志的方法。

所以，凡养性者，都必须由此入手，不可能从此逾越而有捷径。这实际上是行为医学的内容。在强调十二少以养精蓄锐的同时，他又提倡适当运动，动静结合。谓："养性之道，常欲小劳，但莫大疲及强所不能堪耳。且流水不腐，户枢不蠹，以其运动故也。"书中记载了诸如华佗五禽戏、天竺国按摩法、老子按摩法等，足资效仿。

日常饮食是养生保健最重要的环节。孙思邈认为："安身之本必资于食，不知食宜者不足以存生。"也就是谚语所谓"病从口入"，他还说："夫万病横生，年命横夭，多由饮食之患。饮食之患，过于声色。声色可绝之逾年，饮食不可废于一日。为益既广，为患亦深。"所以对饮食应时刻注意调摄。具体而言，"莫强食、莫强酒"，应"先饥而食，先渴而饮，食欲数而少，不欲顿而多"。

他还提出"食不欲杂""少食肉，多食饭""夜勿过醉饱"等至今仍有实际意义的观点。在提出少食节食的同时，孙思邈又是一个食疗大家。他通过丰富的临床实践认识到"药势偏有所助，令人脏气不平"，尤其是老年人，脏腑衰弱，不耐药力，故积极倡导食疗。针对老年人的特点，他专门制方十七首，录于《千金翼方·养性》中的"养老食疗"篇。十七方中有最后三方是针对老年虚损病的，十四方是以食疗为主，用蜜、酥、乌麻、牛乳、猪肚、羊内脏、羊骨、粥等食物为主，与温补类药物合制，既能补老年人虚损，又能对一些病症有针对性，治病于日常饮食之中，颇得养生奥妙。

起居寝处，是养生保健的另一个重要方面。孙思邈对退休的老年人的养生保健独有心得。在《千金翼方》中专列"退居"一篇，谓："若知进而不知退，知得而不知丧，嗜欲煎其内，权位牵其外，其于过分内热之损，胡可胜言。"故分择地等七篇论述老年人的起居等养生方法，讲择地时则非常实在地说："山林深处，固是佳境。"但不太容易实现，如"独往则多阻，数人则喧杂。必在人野相近，心远地偏，背山临水，气候高爽，土地良沃，泉水清美"之处建房居住。虽然这样的条件现在大多数人也不容易达到，但取其意可也。

在日常生活中，有许多小节注意不好，也会损伤人的健康。《内经》有云："虚邪贼风，避之有时。"孙思邈专列一篇《居处法》论日常居处的宜忌，其中防范风邪是最重要的。孙思邈说："凡人居止之室，必须周密，勿令有细隙，致有风气得入。小觉有风勿强忍之，久坐必须急急避之。久居不觉，使人中风。古来忽得偏风，四肢不随，或如角弓反张，或失音不语者，皆由忽此耳。身既中风，诸病总集，邪气得便，遭此致卒者，十中有九。是以大须周密，无得轻之。慎焉！慎焉！"

在寝居上也有很多注意之处，如"凡人卧，春夏向东，秋冬向西""人头边勿安火炉，日久引火气，头重目赤，睛及鼻干"。就是洗澡，孙思邈也有自己的观点，不仅太多不好，而且讲究颇多："凡居家不欲数沐浴。若沐浴，必须密室，不得大热，亦不得大冷，皆生百病。冬浴不必汗出霡霂，沐浴后不得触风冷，新沐发讫，勿当风。"这些都是我们日常不以为意的小事情，但在孙思邈看来却非同小可。

《千金方》对许多病因有独特见解，如认为忍尿可能是前列腺疾病造成小便不通的原因，忍大便是造成痔疮的重要原因，着凉受冷是造成风湿性关节炎的病因等。孙思邈曾深有体会地说："神仙之道难致，养性之术易崇。故善摄生者常须慎于忌讳，勤于服食，则百年之内不惧于夭伤也"。古语"圣人不治已病治未病"，此之谓乎？

《内经》有一句名言："善言古者，必有验于今。"学习孙思邈的养生保健方法，当从我做起，从现在做起。

（本文发表在《医学争鸣》2010 年第 2 期）

第七节　李时珍的成功要素

对于历史，不仅要知道有什么，还要知道为什么。就像我们既要歌颂李时珍的丰功伟绩，又要探讨他成功的因素一样，在《医学争鸣·名人风范》栏目中，揭示名人风范的形成因素，或许比展示名人风范本身更有必要。

李时珍以其不朽的《本草纲目》成为中国医学发展史上与张仲景、孙思邈并列的三大巨头之一，也是莫斯科大学的礼堂长廊上至今仍保留大理石雕像的中国三位科学家（还有张衡、祖冲之）之一，成就举世公认，毋庸置疑；探讨其成功要素，就显得很有必要。

一、人才辈出的时代

人是社会的分子，人才是社会的产物，人物是顺应时代的要求并充分发挥个人潜能的结果。李时珍生活的16世纪（1518—1593），既有前期的社会动荡，民不聊生，又逢张居正主持内阁期间，实行一系列社会政治改革的中兴气象。社会矛盾相对缓和，社会生产力得以发展，城市工商业日趋繁荣，航海事业蓬勃发展，中外文化交流频繁，国内外贸易昌盛。

从经济来看，虽然仍以自然经济为主，但商品经济在江南地区有了显著发展，不但手工业相当繁荣，冶炼、制造、纺织等都达到空前规模，为科学技术以及文化的发展提供了物质基础。尤其是印刷业已成为当时最发达的行业之一，无论雕版印刷还是活字印刷，均达到极高技术，为大部头书籍的出版和大量印刷铺平了道路。

以著名思想家李贽（1527—1602）为代表的封建思想的叛逆者应运而生，要求思想自由，主张个性解放，使长期的礼教禁锢得以松弛，人们对封建统治思想逐渐发生动摇，"学而优则仕"的儒学道路一度冷落。《西游记》《金瓶梅》以及"三言""二拍"等小说反映了当时知识分子冲破封建礼教束缚的思想风貌。这些都为解放思想和科学创造精神的发扬提供了有利条件。

在医药卫生界，面对西方医学开始传入我国并发生影响，当时的医家通过大量的实践和理论探讨，上延金元医家学术争鸣的风气，继承中有所创新，发展中渐趋规范，使奠基于秦汉、繁荣于唐宋的医学，在明代得以形成比较系统完整的理论体系。

吴又可的《温疫论》成为传染病学的先驱，成就卓越的全科医家张介宾、王肯堂和针灸科的杨继洲、内科的薛己、儿科的万全等相继涌现。尤其值得自豪的，就是在明隆庆年间（1567—1572）于安徽民间发明推广的人痘接种术，先传入俄国，后传入土耳其，再传入英国，然后普及于欧洲，造福全球，成为我国科学技术对人类的重大贡献。

二、得天独厚的环境

自然环境是人才成长的摇篮。李时珍的家乡蕲州有着优越的自然环境。明代的蕲州城，是个繁荣美丽的城市，地处长江中游，号称"吴头楚尾，荆扬交汇之区"，且"背麟岗，面凤岭，大江襟其前，诸湖带其后，左控匡庐，右接洞庭"，茂林修竹，花草鱼虫，珍禽异兽，应有尽有，俨然一个动植物学的天然大课堂。

所以，李时珍对地产白花蛇——蕲蛇，研究得十分深透，捕捉方法描写得活灵活现："花蛇，湖、蜀皆有，今惟以蕲州擅名……多在石楠藤上食其花叶，人以此寻获。先撒沙土一把，则蟠而不动。以叉取之，用绳悬起，劙刀破腹去肠物，则反尾洗涤其腹，盖护创尔。乃以竹支定，屈曲盘起，扎缚炕干。出蕲地者，虽干枯而眼光不陷，他处者则否矣。"在某种意义上说，李时珍写的《白花蛇传》这一《本草纲目》大科研项目的预实验，就是在他非常熟悉的环境下完成的。

家庭环境往往决定人的志向和成就大小。李时珍出生在医学世家，祖父是走街串巷的"铃医"，到了其父李言闻，则是一位理论与实践结合的医学家。因为曾被荐入太医院，所以就是国家级名医了。治病救人，著书立说，潜移默化，耳濡目染，应当是李时珍弃儒从医的直接原因。

所著《奇经八脉考》《四诊发明》两书，也给李时珍提高诊疗技术、系统总结医学理论树立了榜样，使李时珍的医学志向远高于一般医生看好病的标准，而《人参传》《艾叶传》等专业论文，则可以看作是写给李时珍总结药物研究成果的范文了。上有所好，下必甚焉。在这种家庭氛围中，出现影响更大的医学家，几乎是顺理成章的事。

文化环境是人才学术素养的基石。青少年时期的李时珍，不仅家学渊源，书籍众多，更重要的是其家庭的社会关系中有不少文化名人，藏书可供阅览。当时蕲州城中的四大名门，至少有两家与李家过从甚密。顾问、顾阙两兄弟均进士出身，包括李时珍在内的文化人士，经常在其家探讨学问，谈古论今。而郝守正、郝守道两兄弟，藏书丰富，兄进士出身，编撰《蕲州志》，弟好医术，李时珍与之来往颇多，互为良师益友。

王三虎

经方医话·感悟篇

三、坚韧顽强的意志

就当时的社会、地域、家庭和自身素质等条件来看，李时珍成名成家可以说是万事俱备、只欠东风了。然而实际上远不一帆风顺，反而"先苦其心志"。在当时学而优则仕的官本位环境下，医生地位很低。李父确有让李时珍读书做官、一朝功成、出人头地之意。但李时珍可能自小就对救死扶伤这种实用技能更感兴趣，而对空洞乏味的八股文不屑于学。

自十四岁中了秀才后的九年中，其三次到武昌考举人均名落孙山。不管怎么说，这种打击对书香门第的读书人已经是够大了。好在他上得宋代著名宰相范仲淹"不为良相，当为良医"的明言指引，下有家族业医带来的荣誉感、成就感垫底，靠"耽嗜典籍，若啖蔗饴"的浓厚兴趣，又借得天独厚的家庭诊疗实践条件，"读书十年，不出户庭"，终成一代名医，先在当地的楚王府因治好小公子的虫病而"掌良医所事（成为医务所所长）"，继之，被荐入京，"授太医院判"。

然而，好事多磨。成为国家级名医兼学科带头人的李时珍只干了短短的一年就黯然离职，进入深山老林，诊疾问病，研究药物了。意气风发，满腔热情，却迎来一盆凉水，这种打击也只有李时珍这样实力雄厚、意志坚强、心胸开阔且目标高远的人物才能承受得了，才能化被动为主动，变不利为有利，变坏事为好事，重新拨正航向，勇往直前。

"自古雄才多磨难，从来纨绔少伟男"，现在看来，没有这种挫折，就没有伟大的《本草纲目》。因为，就在当时及其以后，想写这一类药物书籍的大有人在，光明代出版的药物专著就有140种之多，而只有李时珍的《本草纲目》力拔头筹，彪炳古今。

关键在于他走出书斋，远离世俗，深入实际，围绕一个目标，持之以恒，几十年如一日。正如孔子自谓成功的奥秘"一以贯之"。对于李时珍"授太医院判"，有人持怀疑态度，根据是在其子李建元进疏和李时珍夫妇合墓碑上没有反映。揆其心理，人想高处走，水往低处流，从太医院出走，势必是李时珍以及家人隐隐的痛，不提也罢，更何况李时珍的崇高地位也无须"太医院判"的托显。当然，李时珍在京的经历，对他开阔眼界、阅读禁书等方面还是有所帮助的。

四、实用科学的方法

正确的方法，是成功的前提。博而能专、学思结合是李时珍留给我们仿效的治学方法。李时珍的读书兴趣极为广泛，"渔猎群书，搜罗百氏"，"凡子、史、经、传、声韵、农圃、医、卜、星、相，乐府诸家"无不涉猎，而且学思结合，勤记笔记，自谓"稍有得处，辄著数言"。所以在著《本草纲目》时才能"上自坟典，下及传奇，凡有相关，靡不备采"。《本草纲目》引据参考书目 800 余种，经史百家 440 种，医学书籍 277 种，诸家本草 41 种，博而能专，可见一斑。

求真务实的研究方法是李时珍的最大亮点。首先李时珍继承并发扬了本草研究的最基本方法——观察与试验。李时珍之所以要花几十年的工夫撰写《本草纲目》，就是因为以前的本草著作错误太多，如"夷考其间，瑕疵不少。有当析而混者，如葳蕤、女萎，二物而并入一条；有当并而析者，南星、虎掌一物，分为二种"等，所以，只有实地观察和亲自试验才能辨别是非，道明真伪。正如陆游所谓："纸上得来终觉浅，绝知此事要躬行。"

为了广泛收集药物学的第一手资料，李时珍采取边行医、边考察的方法，足迹除湖广外，还到过江西、江苏、安徽等地方，深入观察动植物生长环境、形色特征、栽培方法，采收季节等。如五倍子，究竟是草本、木本植物还是动物，历代本草说法各异，李时珍通过观察，确定为动物药，归于虫部。

为了证实陶弘景《本草经集注》穿山甲能水陆两栖，白天到岸上把鳞张开引蚂蚁爬来，引来后闭上鳞跳入水中，让蚂蚁浮在水面，然后吞掉这句话，他蹲在穿山甲出没的地方，进行其生态活动的观察，并亲自解剖了一只穿山甲，发现它的胃很大，胃里确实有一升多蚂蚁，证明它确是食蚁动物，但食蚁的方式与前说不同，是搔开蚁穴舐食蚁类的，纠正了前书的错误。

临证试验是李时珍作为医药学家的拿手戏，真实可靠，多所发明。如发明骨碎补治久泄就是其例："昔有魏刺史子久泄，诸医不效，垂殆。予用此药末入猪肾中煨熟与食，顿住。"再如茺蔚子："治妇女经血不调，胎产一切血气诸病妙品也。而医方鲜知用。时珍常以之同四物、香附诸药治人，获效甚多。"

比较与分类是李时珍在收集大量药物资料的基础上通过比较药物之间的外部特征以及外部联系而揭示其本质特征和内部联系的研究方法。在区分药物的同中之异、异中之同方面做了大量艰苦细致的工作，改正了许多本草著作的错误。

尤其是以往本草著作的目录分类方法，"水火不分，草木互混"，很不科学，缺乏可操作性，如最早的药物专著《神农本草经》采用的三品分类法，没有看书前，怎么知道某个药物是上品、中品还是下品呢，何况药物与人一样，千差万别，个有长处与短处，怎么能粗略地分出高下呢。这不就成了"人参杀人无过，大黄救人无功"了吗？

李时珍创立了三界十六部六十类的分类体系，"不分三品，惟逐各部；物以类从，目随纲举"，分部别类，"从微至巨"，"从贱至贵"，从无机到有机，从植物到动物，从低等动物到高等动物再到人类反映了他初步具有的进化论思想，建立起药物的科学体系。

《本草纲目》全书约有 200 万字，52 卷，载药 1892 种，其中李时珍新增药物 374 种，成了我国药物学的空前巨著。尤其在动植物分类学等许多方面有突出成就，并对其他有关的学科（生物学、化学、矿物学、地质学、天文学等）也做出贡献。达尔文称赞它是"中国古代的百科全书"。

从 18 世纪到 20 世纪，《本草纲目》被全译或节译成英、法、德、俄、拉丁、日、韩等多种语言文字，再版 100 余次，在世界广泛流传，是中国宝贵的文化遗产，也成为西方许多领域学者的研究对象。是书也以其文献价值，于 2010 年 3 月，入选《世界记忆亚太地区名录》。

分析与综合是科学研究的基本方法，到了李时珍时期，本草著作数以百计，所载药物已达千余种，繁杂与简略互见，真理与错误同在，李时珍在收集大量文献基础上，详加分析，善于去伪存真，批判继承，集中反映在书中每味药下的"辨疑、正误"部分，然后参入己见，综合汇总，集其大成，见于书中每味药下的"集解""主治"部分。如批判服水银长生不老，戳穿服丹砂成仙，驳斥养白鸡辟邪等不经之谈，无不分析入微，有理有据。作为跨时代的百科全书式巨著，综合利用已有的成果势出必然，但李时珍更能在分析综合中结合自己的临证实践和深入思考而有所创新发明，见于书中每味药下的"发明"部分，弥足珍贵。

此外，李时珍医药结合的研究方法使他在论药时充分表达了其精深的理论素养和丰富的临床经验，书中对一些疾病的认识达到了相当精确的程度，如铅中毒、汞中毒、一氧化碳中毒，肝吸虫病、寄生虫病患者的癖嗜等，还记载了一些新的医疗技术，如蒸汽消毒、冰敷退热、药物烟熏法预防传染病等，均无愧于伟大的医药学家的光荣称号。

（本文发表在《医学争鸣》2010 年第 4 期）

第八节　李时珍对抗癌药的贡献

李时珍的《本草纲目》被达尔文称赞为"中国古代的百科全书"。从问世至今，被全译或节译成英、法、德、俄、拉丁、日、韩等多种语言文字，再版 100 余次，在世界广泛流传，是中国宝贵的文化遗产，也成为西方许多领域学者的研究对象。

是书也以其文献价值，于 2010 年 3 月，入选《世界记忆亚太地区名录》。值得惊叹的是，李时珍以其医药学家丰富的临床经验和高瞻远瞩的悟性，在《本草纲目》中对已成为当今居民第一死因的癌症（恶性肿瘤）用药贡献卓越，见解超前。

一、总结了抗癌药物的病证关系

癌症作为古老的疾病之一，几乎是与人类共同出现的。中国古代医学的抗癌历程，经过了秦汉奠基、隋唐扩展、宋金元创新和明清深入这四个阶段。但均以理论探讨和临床经验为主，对抗癌药的记载非常散乱，不成体系。李时珍首开本草书籍中"百病主治药"的先河，以病为纲，以功效分类，以药为目，使病证与药物相应，弥补了以往证药对应方面的不足，使辨证论治和辨病论治密切结合起来，这和当今轻视辨病论治、夸大辨证论治的世风大相径庭，很值得我们仿效。

以相当于食管癌的噎膈为例，李时珍先行总结式地指出了该病的病位病因及证型："噎病在咽嗌，主于气，有痰有积。膈病在膈膜，主于血，有夹积，夹饮澼、夹瘀血及虫者。"然后分理气化痰和开结消积两大部分，罗列了半夏、阿魏等97种药物。其中"威灵仙：噎膈气，同蜜煎服，吐痰""杵头糠：膈气噎塞，蜜丸噙咽。卒噎，噙之咽汁，或煎饮""硇砂：噎膈吐食，有积症，用之神效。荞面包煅，同槟榔、丁香末，烧酒服。同人言、黄丹各升打过，同桑霜末烧酒服。同平胃散末，点服三钱，当吐黑物如石""壁虎：噎膈反胃，炒焦入药用"等，足见李时珍是治疗这种病的行家里手。我们要研究治疗食管癌的靶向药物，先从李时珍总结的这些药物入手，就会收到事半功倍的效果。

笔者治疗食管癌就从《本草纲目》中收益不少，善用硇砂、壁虎开通以及自拟的治疗食管癌主方——全通汤，其中的威灵仙就是吸取了李时珍的经验。在相当于胃癌的反胃条下，李时珍也总结式地指出了该病的病位病因及证型："主于虚，有兼气、兼血、兼火、兼寒、兼痰、兼积者。病在中下二焦。食不能入，是有火；食入反出，是无火。"下分温中开结与和胃润燥两大部分收集了白豆蔻、马齿苋等125味药物，其中"附子：温中破积""人参：止反胃吐食"等论点，读之确有恍然大悟、柳暗花明又一村之感。

二、新增了32种抗癌药

在《本草纲目》李时珍新增的三七等374种药物中，能治疗恶疮、癥瘕积聚、噎膈反胃等病，可能具有抗癌作用的药物有：神水、浸蓝水、火针、蚯蚓泥、螺蛳泥、粪坑底泥、砂锅、百草霜、土黄、黄矾、金丝草、迎春花、蓝淀、水杨梅、半边莲、紫花地丁、漏篮子、凤仙、番木鳖、土茯苓、石见穿、墓头回、烧酒、水蕨、败瓢、木芙蓉、木绵、守宫、鳞蛇、黄颔蛇、鱼鳞、狗宝等32种，成为古今发现抗癌药物最多的医药学家。值得一提的是，由李时珍在《本草纲目》中收录的癖石，就是人体的结石，具有

"消坚癖，治噎膈"的作用，实在是我们忽略了的好药。捐献遗体器官已经是善举，那么，手术取出的胆结石等，岂能弃而不用。

三、发明了常见药物的抗癌作用

李时珍以前的本草著作数以百计，所载药物已达千余种，繁杂与简略互见，真理与错误同在，李时珍在收集大量文献基础上，详加分析，善于去伪存真，批判继承，综合汇总，集其大成，但李时珍更能在分析综合中结合自己的临证实践和深入思考而有所创新发明，见于书中每味药下的"发明"部分，弥足珍贵。其中许多常见药物的抗癌作用就是李时珍发明的。如李时珍汇总了前人用大蒜治疗"恶疮"的经验，并发明"纳肛中，能通幽门，治关格不通"的新方法。

李时珍的家乡蕲州有着优越的自然环境。地处长江中游，号称"吴头楚尾，荆扬交会之区"，且"背麟岗，面凤岭，大江襟其前，诸湖带其后，左控匡庐，右接洞庭"，茂林修竹，花草鱼虫，珍禽异兽，应有尽有，俨然一个动植物学的天然大课堂。耳濡目染，日积月累，加之强烈的好奇心及善于观察试验的个性，所以，李时珍对地产白花蛇——蕲蛇，研究得十分深透，也就是在长期的应用中，才发现白花蛇为治疗恶疮要药，并进行了理论思辨："风善行数变，蛇亦善行数蜕，而花蛇又食石南，所以能透骨搜风，截惊定搐，为风痹惊搐、癫癣恶疮要药。取其内走脏腑，外彻皮肤，无处不到也。"

李时珍对药物的认识客观公正，不偏不倚，不以己恶而忽视，也不因古人的片言之语而淘汰，相反，是一分为二、批判地继承。如胡椒，虽然自身不宜"自少嗜之，岁岁病目，而不疑及也。后渐知其弊，遂痛绝之，目病渐止"，前人也大加反对："张从正《儒门事亲》云：噎膈之病，或因酒得，或因气得，或因胃火。医氏不察，火里烧姜，汤中煮桂；丁香未已，豆蔻继之；荜茇未已，胡椒继之。虽曰和胃，胃本不寒；虽曰补胃，胃本不虚。况三阳既结，食必上潮，止宜汤丸小小润之可也。时珍窃思此说虽是，然亦有食入反出，无火之证，又有痰气郁结，得辛热暂开之证，不可执一也。"

所以他在《本草纲目》中不仅增添了胡椒"反胃虚胀，冷积阴毒"的适应证，还选用了治疗"反胃吐食"和"虚寒积癖"的附方，见识的确高人一筹。

第三章

用药心得

第一节　马齿苋

学问总是要慢慢积累的。就像马齿苋，太过平常之药，但我越来越觉得它不平常。当我在临床对与肿瘤有关的皮肤瘙痒束手无策、穷思竭虑之际，诊断桌上当日台历马齿苋的祛风止痒映入眼帘，除燥湿止痢，还能祛风止痒，犹如久旱逢甘霖，他乡遇故知。30～60克的马齿苋祛风止痒作用好生厉害，屡用屡效，可为同道道矣。当我翻阅本草著作时，眼前一亮。深感古人学问多多。叶如马齿，而性滑利似苋菜故名。

明·皇甫嵩、皇甫相合著的《本草发明》谓马齿苋能"祛风散毒"，清·程履新撰《山居本草》，总结得很全面：性寒，味酸。散血消肿，利肠滑胎，解毒通淋，治产后虚汗，赤白带下，破疹癖，止消渴，主肿瘘疣目。其"又主三十六种风""多年恶疮，百方不瘥，或痛焮不已，煮捣烂傅之，三两遍即安"。其后附方38个，内服治疗痔疮初起，赤白带下，小便热淋，外用方尤多，足补我们临床之不足。

"反花恶疮：马齿苋一斤，烧研，猪脂和傅。""漏耳诸疮：治耳内外恶疮，及头疮、肥疮、痛疮。黄马散：黄柏半两，干马齿苋一两，为末傅之。"清·沈穆撰《本草洞诠》还有一源流记载："捣烂傅恶疮，百方不瘥者，三遍即愈。此方出自唐相国武元衡苦胫疮，焮痒不堪，百医无效，有厅吏上此方用治便瘥，李绛记其事于《兵部手集》。"

清·赵其光编《本草求原》很有见地，其谓马齿苋"含水气以滋肝。专入血脏，散血消肿""治血瘤……血癖"。看来现代多见的血管瘤尤其是肝血管瘤有主药了。读书长知识，令人心旷神怡。孙思邈："人之所病病病多，医之所病病方少。"不管是苦思冥想的原创，还是拾人余唾的知识，掌握了，就能在临床应付裕如，也就不惮批评者之抄书之讥。

第二节　白头翁

白头翁治痢疾太出名了，反而掩盖了许多功用。《神农本草经》："味苦，温。主温疟，狂易，寒热，癥瘕，积聚，瘿气，逐血，止痛，疗金疮。"邹澍认为根紫（赤黑相兼）依髓，近根处白毛主肺，能"使水中之火达于金，从皮毛而解"，故主温疟，狂易，寒热。因为"苦本主降，性温则主发"。且格物推理："他如热依于血为癥瘕，依于饮为积聚，依于痰为瘿气，依于肠胃中脂液而腹痛者并能主之。"极尽理论思维之能事。

而我对《图经本草》："其苗有风则静，无风则摇"以及《本草崇原》："白头翁，无风而摇者，禀东方甲乙之气，风动之象也。有风则静者，得西方庚辛之气，金能制风也"之语颇感兴趣。因为我的印象中古籍对天麻、独活等祛风药也有类似说法。所以断定此药主治病症如此之多，当是治风为主，一解百解。翻阅本草诸书，果有先我之贤明。明·皇甫嵩、皇甫相合著的《本草发明》谓白头翁"主骨节痛，止赤毒痢，治齿痛及一切风气"，至于可散可降、可升可降等描述多有雷同，不赘，均提示白头翁是治疗多种恶性肿瘤以及骨转移瘤的主药。

我将白头翁汤作为直肠癌初期主方的观点和经验，就更有经典依据。也为我的"风邪入里成瘤说"增加一药证矣。而"发散深入骨髓之伏热邪气"为我的推论，也就好理解《金匮翼》"白头翁酒：治诸风攻痛四肢百节"了。

陕西当代中医王幸福曾写过一篇文章——白头翁治疗尿道痛。这篇文章，超出了我的知识结构，不按常理出牌，通过查资料，分析综合，融会贯通，我获取了白头翁新的功能认识，感叹有加。白头翁可是历史谜团。为什么？《神农本草经》谓性温，后代本草都说性寒，一个药而寒温有这么大的差别，足以引起疑问。《本经疏证》为清代邹澍（润安）撰。《伤寒论》《金匮要略》用药173种，白头翁是第171个，倒数第三。之所以这样，是因为白头翁药性不容易解开，难解啊！

白头翁汤治热利，原方中白头翁用药二两，用量最小，为什么？按《神农本草经》之性温，问题是热利能不能用温药？治湿热痢疾的芍药汤用肉桂，热因热用，有助于温通，和白头翁汤用白头翁何其相似。

我同意"白头翁"为温药，治疗湿热痢疾，热药可温散、温通，有助于气机的通畅。正因为白头翁偏温，治疗热利不是主力军，所以用量就轻，也因为不是凭力量治疗热利，而是四两拨千斤，这是老谋深算，所以叫白头翁。就像军队中的军师一样，没有力量打打杀杀，但是用计谋，四两拨千斤。

由此，我认为若取白头翁温散之功，量不要大，治疗滞而不通，更契合平时讲的分化瓦解、分消走泄、分消正邪等治疗寒热胶结致癌的大法。

第三节　中药颗粒剂的剂型优势及其应用心得

中医的发展与中药的用药范围扩大、药性认识深入关系密切，而中药的发展则与剂型的改进密切相关。最早的中药是食物的一部分，也就是古人在寻找食物的过程中发现发展了中药，所以有"神农尝百草"发明药物之传说。

五经之首的《诗经》300首诗中三分之二包含植物，比如关于车前草的诗，当时的人们就是反复颂唱："车前草呀采呀采，采呀采起来；车前草呀采呀采，采呀采得来；车前草呀采呀采，一片一片摘下来；车前草呀采呀采，一把一把捋下来；车前草呀采呀采，提起衣襟兜起来；车前草呀采呀采，提起衣襟兜回来。"（译文）相当于现在的"你是我的小苹果，小呀小苹果"，没什么意思，就反映了人们的高兴心情呗。同时也说明当时的药物服用，主要是直接吃，也就是古语"咬咀"。

到了商代，厨子出身的宰相伊尹将生姜、大枣、桂枝、甘草等放在一起煎熬，喝起来就顺口多了，从此发明了汤液，这也就是中医最基本的剂型。上下五千年，中医从无到有，不断发展壮大，延绵不绝，与汤液的发明息息相关。

但随着时代发展和科学技术的进步，以及生活节奏加快经济水平提高等因素，汤液也出现了不太相适应的状况，尤其是年轻人望而生畏。因此，中药颗粒剂应运而生，这种顺应时代潮流的剂型从诞生至今不断地被广大医生和患者所认识，大有取代传统汤剂的趋势。今就颗粒剂的剂型优势谈谈我的认识与临床心得。

一、中药剂型的不同作用

不同剂型作用很有差异，可意会，可言传。

汤剂： 水煎而成。去暴病用之，取其易升、易散、易行经络。故曰：汤者，荡也。

膏： 熬成稠膏也。去久病用之，取其如饴，力大滋补，故曰：膏者，胶也。这是可内服之膏。还有可摩之膏，或油、或醋随熬，滓宜捣敷患处。此盖兼尽药力也。

散： 研成粗末或细末。祛急病用之，善于消散邪气及脏腑之积，故曰：散者，散也。

丸： 做成圆粒也。治下焦疾者，如梧桐子大。治中焦疾者，如绿豆大。治上焦疾者，如米粒大。因病不能速去，取其缓慢收功之意，故曰：丸者，缓也。

孙思邈《备急千金要方》引用张仲景的话，对剂型见解不凡，也未被后世学者重视，曰："欲疗诸病，当先以汤荡涤五脏六腑，开通诸脉，治道阴阳，破散邪气，润泽枯朽，悦人皮肤，益人气血。水能净万物，故用汤也。若四肢病久，风冷发动，次当用散。散能逐邪，风气湿痹，表里移走，居无常处者，散当平之。次当用丸，丸药者，能逐风冷，破积聚，消诸坚癖，进饮食，调和荣卫，能参合而行之者，可谓上工，故曰医者意也。"

二、颗粒剂的优越之处

其一，颗粒剂具备汤剂、散剂两种剂型的功能。汤药治急病用之，但实际上往往缓不济急，住院部当天用不上，门诊取药回家煎煮多半几个小时过去了，这真是看在眼里，急在心里。而颗粒剂马上就可以化水冲服。散剂的散邪作用往往不被大家重视，人参败毒散、银翘散、逍遥散、柴胡疏肝散、四逆散、四妙散、五苓散，都是散邪方剂，看来要散邪气，散为第一，而颗粒剂几乎就是散剂的现代版。

还有平胃散、藿香正气散、参苓白术散等作用于肠胃的方剂散剂多多，为什么？直接作用于肠胃，吸收更快呗。我以为肿瘤患者用散剂散其邪实非常合适。《景岳全书》引华元化对剂型之论述则更加全面："散者，能驱散风邪暑湿之气，掳阴寒湿浊之毒，发散四肢之壅滞，剪除五脏之结伏，开肠和胃，行脉通经，莫过于散也。"

其二，颗粒剂省时省力，避免煎熬误差。传统的汤药存在煎药器具、煎煮方法掌握，以及特殊药物的煎煮方法问题。

先煎：①矿石类、贝壳类、角甲类药物因质地坚硬，有效成分不易煎出，要打碎先煎30分钟，如石膏、牡蛎、鳖甲、水牛角等。②有毒的药物要先煎1～2小时，如乌头、附子、商陆等，先煎、久煎可以达到减毒的目的。

后下：①气味芳香，含挥发油多的药物，一般在中药汤剂煎好前5～10分钟入煎，如薄荷、藿香、玫瑰花等。②久煎容易降低效果的药物也应后下，如钩藤、杏仁、大黄、番泻叶等，一般在煎好前10～15分钟入煎。

包煎：①花粉类药物、细小种子果实类中药、药物细粉，如蒲黄、葶苈子、黛蛤散等均应包煎。这些药物虽然体积小，但易浮于水面或沉于锅底，故需用纱布包好与其他药物同煎。②含淀粉、黏液质较多的药物，如浮小麦、车前子等在煎煮过程中易粘糊锅底焦化，也需包煎。③附绒毛药物，包煎可避免绒毛脱落，混入汤液中刺激咽喉，引起咳嗽等不适症状，常见药物如旋覆花、枇杷叶等。

烊化：一些胶类或糖类药物，如阿胶、龟甲胶、鹿角胶、饴糖等，宜加适量开水溶化后，冲入汤液或加入汤液中烊化服用。如与方中群药同煎，不但使煎液黏度增大，容易粘锅，也影响其他药物成分的扩散。

另煎：一些贵重中药，如人参、西洋参、鹿茸、冬虫夏草等，为避免浪费，可以单独煎煮取汁液，兑入煎好的汤剂中服用。

冲服：一些难溶于水的药物，如牛黄、三七、羚羊角、朱砂等宜研极细粉后用汤剂冲服。

榨汁：一些需取鲜汁应用的药物，如鲜生地、生藕、梨、鲜姜、鲜白茅根等榨汁后，兑入汤剂中服用。竹沥亦不宜入煎，可兑入汤剂中服用。

这些特殊药物的煎煮方法，即便是专业人员也往往不胜其烦，何况患者及其家属，能不一头雾水，手忙脚乱？而医院、药店的代煎，清汤寡水已是不争之事实，岂能不影响药效。而颗粒剂显然能避免上述弊端。

其三，保证药物的产地、采摘时间及储存质量。中药颗粒剂是中药发展的方向，因为工业化生产，必须大量采购，可使药物更加地道，采摘时间更加准确，易于保存，防止虫蛀、变质、发霉、硫黄熏等影响药物质量的诸多因素，从而使医患放心使用。

其四，减少用量，减轻负担。由于颗粒剂的精炼制作，用量可比草药减少二分之一到五分之一，这样确实起到了经济实用、减轻负担的作用。

第四章

方剂新说

第一节　独参汤

独参汤是中医人人皆知的名方，但用者寥寥，以其挽狂澜于即倒，扶困危于仁寿，见于文献报道者，万难得一。这样的机遇让我碰到了。

2020年11月深圳"王三虎经方抗癌学习班"学员、后来成为我的网络弟子郑医师之母，肝硬化30年，晚期肝癌15个月，曾介入治疗1次。求方于我，勉为其难，我以小柴胡汤、苓桂术甘汤加味开方如下：

柴胡12克	黄芩12克	姜半夏12克	人参12克
生姜12克	大枣30克	炙甘草6克	桂枝12克
白术12克	茯苓12克	薏苡仁30克	苦参12克
鳖甲30克	煅牡蛎30克	赤芍30克	丹参30克

此方加减服用至2021年7月11日，病情突然恶化，呕血，昏迷，牙关紧闭，我电话指示人参30克煎汤灌服。1天见效，3天清醒坐起。

弟子微信反馈情况：我母亲今天精神好转，能简单说话，声音低沉，时有不清，能主动给喂食流质。这几天可以说处于昏迷状态，对于这几天发生事情没半点记忆。小便量可（点滴呋塞米20mg），3天无大便。偶尔咳嗽，痰黏不好咳。

今天继续用独参汤，奥美拉唑注射液，生脉注射液，能量合剂，前两日参附注射液买不到，今天才刚刚用上，请教师父治疗方案。回曰：在现在方法持续的情况下，原先方药酌量服用。两天后微信：我母亲精神大好，眼有神，一次已能食半小碗米汤。小便黄赤，双下肢无力，昨夜一直说口干给了很多次水喝。我谓：方法不变继续吃药。

2021年8月4日收到微信：师父好！感谢您的救命之恩！现我母亲已转危为安，目前仍下肢乏力因乏，能平地短距离扶墙走，无力上楼梯。口不干，口不苦。夜间咳嗽重，痰难咳。不咳嗽觉得口有痰上涌。小便难，量少，色黄，味重。大便次数时多时少，质软，偶有硬屎。食量一般，不腹胀不腹痛。双下肢浮肿，腹膨隆。请师父赐方，感恩！

我处下方：

柴胡 12 克	黄芩 12 克	人参 18 克	生姜 12 克
大枣 30 克	炙甘草 6 克	桂枝 15 克	白术 12 克
茯苓 50 克	薏苡仁 30 克	苦参 12 克	鳖甲 20 克
煅牡蛎 20 克	赤芍 30 克	益智仁 20 克	覆盆子 20 克
干姜 12 克	苍术 12 克	山楂 12 克	鸡内金 12 克
麻黄 12 克	杏仁 12 克	泽漆 50 克	蒺藜 15 克
紫菀 12 克	百合 30 克	滑石 20 克	葶苈子 30 克
椒目 10 克	防己 15 克	代赭石 15 克	苏子 30 克

说实话，肝癌晚期治愈也未必让我有独参汤治昏迷这个案例剧情反转之快那么兴奋。回想起去年 10 月以大承气三剂使肝癌脑转移昏迷三天的患者苏醒至今如常人的情景，不由感慨万千，汇成一句话：中医抗癌大有作为。

第二节　桂枝汤类方与肿瘤

桂枝汤类方与肿瘤，这是一个老问题、新话题。因为桂枝汤应该说是中医第一方。具体来说桂枝汤就是治疗中风的，如果再广义说一点儿，它是内外兼治。在外得之，能解肌调营卫，在内得之，能补虚和阴阳。大家都知道"人百病首中风"，我们现在对中风的定义越来越局限狭隘，大大地限制了中医诊疗技能的发挥。

为什么我们对中风这么漠视呢？因为风看不到啊！我们就只把脑出血突然倒地看作中风了，其他的除风热风寒、风湿风疹外就很少提到风。而事实上风为百病之长，这话是对的。尤其是陈修园讲："昔医云，中脏多滞九窍。"

那也就是说，"人百病首中风"，风从哪里进入人体？最早的表现是什么呢？看九窍的症状。唇缓是脾经的中风，失音是肺经的，耳聋是肾经的，目瞀是肝经的，鼻塞是肺经的，便难那就是多个脏腑了，肺与大肠相表里，肾主二便，都可以看出是有风邪。

"中腑多着四肢"，这里的四肢可不仅仅是一种半身不遂，还有四肢的麻木、抽动、瘙痒等不正常的感觉。那么只有后边的"中经则口眼㖞斜""中血脉则半身不遂"才被我们常用，而我们把大多数的、最常见的、中医好治的病倒是忘了，到了真正半身不遂了，其实最终效果也不好了。

我学习《伤寒论》的时候，就是搞不懂，老有中风啊，伤寒啊，有时候伤寒中风并提啊，看不出规律。尤其是"六经皆有表证"，这个话我很早就知道，但几十年来我没理解。既不知道三阴经的表现，也不知道具体的治法，这六经皆有表证，它的病位呢，始终没令人满意的答案。

在最近，我看到了 20 世纪 20 年代活跃于上海的著名中医刘民叔的记载，他是四川人，到上海以后，非常活跃，会看病，会看难病，敢看大病，会写文章，勤于交流，所以现在我们看到的《刘民叔医书合集》，由天津科学技术出版社出版的，是国家自然科学出版基金资助的，内容非常丰富。当我看到他这本书中有关中风和伤寒的条文的时候，我豁然开朗。

刘民叔实际上是主张张仲景的《伤寒论》是在伊尹《汤液经》的基础上扩展而来的。正如皇甫谧所谓"仲景广汤液"，他认为这句话是对的。我以前不太提这个问题，我开玩笑说我们学的就是张仲景的书，你现在说是伊尹作的，伊尹正好和我家乡有着密切的联系，所以我说我就要避嫌啊。但是开玩笑归开玩笑，如果真正追究起来，学问没有无缘无故出现的。显然张仲景也不是完全自创的，肯定是在前人的基础上有所创新。那么在前人基础上，哪些是张仲景的创造？哪些是原有的内容？这个就不好说了。

我记得很早的时候，老师说桂枝新加汤、小青龙加石膏汤，这些好像就是张仲景自创的，其他的都是以前就有的。现在看来这个也不太准确。当我看到刘民叔论《汤液经》的时候，其中这一段话引起了我的兴趣，打开了我的眼界，解决了我许多解决不了的问题。

他说：《伤寒论》所标出的中风条，中风二字之上悉冠有六经之名。如在"太阳篇"者，必题云"太阳中风"，在"太阴篇"者，必题云"太阴中风"。何以所标出之伤寒条，无一上冠有六经名者？既云标出之伤寒条，为论伤寒病，则是凡以"伤寒"二字题首者，绝无有论涉中风与温病者矣。

这段话要理解起来还有点难度，实际上是这样子，他的意思是在张仲景以前的《汤液经》中，就有六经论病了，就有中风了。人百病首中风，六经都有中风，这在《汤液经》中就已经得到充分体现了。

而张仲景是以治疗伤寒崭露头角、挺身而出的，伤寒也就是现在的流行病、传染病、疫病，所以他虽然是在《汤液经》基础上，大凡写太阳、阳明、少阳等这些六经字样的中风的都是《汤液经》的。大凡以"伤寒"开头的，都是张仲景新创造的内容。这说得非常非常好！

比如我们最熟悉的一句话，《伤寒论》第101条："伤寒中风，有柴胡证，但见一证便是，不必悉具。"后半句大家都熟悉，前半句的伤寒中风，有柴胡证，大家不一定熟悉。我在学伤寒的时候就理解不了，为什么伤寒、中风都能成柴胡证呢？这个时候的伤寒就是传染病，这个时候的中风，就是普通的中风所造成的一系列问题，只要有柴胡证，都行。言外之意呢，就是不管你是传染病、流行病、疫病，还是普通病的表证受风的，只要有柴胡证，都可以用小柴胡汤，这样把小柴胡汤的适应证大大扩大了，这一段话说的主要就是这个问题。

由此可见，中风是百病的基础，所以我们说"人百病首中风"。六经都有中风，你看《伤寒论》条文就是这样的。第12条"太阳中风……鼻鸣干呕者，桂枝汤主之"，太阳中风是很清楚的；阳明中风，后世医家也就是《医宗金鉴·伤寒心法要诀》里说"目痛鼻干卧不宁"，实际上张仲景《伤寒论》第189条原文是"阳明中风，口苦咽干，腹满微喘"。

还有第190条"阳明病，若能食，名中风"。大家再看少阳中风，那就太熟悉了。第263条"少阳之为病，口苦、咽干、目眩也"。大家不觉得这都是中九窍的表现吗？人百病首中风，中脏多滞九窍，在这里面体现得太充分了。

还有一条大家不熟悉的，少阳中风，一看这就知道不是张仲景的原创，这是《汤液经》原有的，《伤寒论》第264条"少阳中风，两耳无所闻，目赤，胸中满而烦者"。大家如果看到这里，应该想到以后对于耳聋可要考虑

王三虎

经方医话·感悟篇

到少阳中风了，目赤是眼睛问题，目赤有几个人从少阳着手的呢？认为是少阳中风的呢？

那么太阴中风，第274条"太阴中风，四肢烦疼，阳微阴涩而长者，为欲愈"。特别有意思的是，太阳、阳明、少阳三阳经的中风，都有九窍的病变，而太阴、少阴、厥阴三阴经的中风，反而没有其具体表现，仅仅是太阴中风有个"四肢烦疼"，算是具体表现，而三阴中风中最多的是脉象，是对于预后的判断，第274条"太阴中风，四肢烦疼，阳微阴涩而长者，为欲愈"，第290条"少阴中风，脉阳微阴浮者，为欲愈"，第327条"厥阴中风，脉微浮，为欲愈；不浮，为未愈"，是用来判断的。

这就是说，太阴中风，我们就应该想到肺、脾，因为肺经为手太阴，脾经为足太阴；那么少阴中风，我们就想到手少阴心经、足少阴肾经。心开窍于舌，肾开窍于耳，耳聋、舌謇、喑哑，不是少阴中风吗？这就是可以推想出来的。张仲景就没太讲了。厥阴呢，足厥阴肝经、手厥阴心包经，都可以推断出它在九窍方面的也就是六经中风的一些表现。

我提出了"风邪入里成瘤说"，这是一个大的课题，这个在《内经》中就已经提到了，"四时八风之客于经络之中为瘤病者也"，我只不过是把这一句话，从病因、病机、具体临床表现、治法方药上更加系统化而已。提出这几年来得到了行内专家、学者的认可，那么我们今天就具体落实到桂枝汤及其类方和肿瘤的关系。

一、桂枝汤与腹部肿瘤

要说桂枝汤与腹部肿瘤，我就认为应该先从太阴病提纲开始。可以说太阴病提纲我们已经熟悉得不能再熟悉了，但是我们对它的解释只是一个随文演绎（想当然），如果换个思路再看：太阴病提纲就是腹部肿瘤的表现。

《伤寒论》第273条"太阴之为病，腹满而吐，食不下，自利益甚，时腹自痛。若下之，必胸下结硬"。"太阴之为病"，"之为病"就是拉开架势讲话，太阴这个病啊，语重心长地说，可不是一般病。"腹满而吐"，我强调在《伤寒论》的这个语境下，"而"表示递进，也就是说，在叙述中间，"腹满"和"吐"虽然是并列的，但通过"而"强调了后者，强调了"吐"。

不但肚子胀，而且还吐，吐才是关键，大家可要知道啊，吐可不是一般意义上的欲呕。不但吐，而且已经到了"食不下"的程度，张仲景说"默默不欲饮食"，大家很熟悉，但是到了食不下了，可能就不是简单的不想吃饭了，要是没有实质性的肿块儿，吃不下去饭的机会还是不多的。

更主要的是"自利益甚"，就是说下利越来越厉害了。"时腹自痛"，不仅有下利，而且肚子还痛。更主要的是后边一句话说"若下之，必胸下结硬"。以前我们就顺文读过去了，说"若下之，必胸下结硬"，那我现在就问为什么要下呀？他明明下利呀，为什么要下啊？说明有肿块儿，说明这种下利是不通畅的。

大便次数并不见得少，但是就是大便不下来，甚至大便不通畅，才用下法。什么病引起的？腹部肿瘤引起的，所以当腹部肿瘤引起的时候，胃气不能下行了，气机不畅了，所以腹满。胃气不能下行了，所以气机就逆上了，所以吐。当然吃不下去饭，这种情况不用下法不行啊。从这一点上看，太阴病提纲就是腹部肿瘤的一些表现。

更令我们大开眼界的是，太阴中风可以用桂枝汤。在太阴病条文中，张仲景实际上真正提出来的方剂是三个：桂枝汤、桂枝加芍药汤、桂枝加大黄汤。大家不觉得有意义吗？桂枝汤用在太阳中风好理解，我们就是这么理解的。

用在太阴中风不好理解。让我看，太阴病提纲就是风邪进入腹部造成的气机逆乱，如果在这个时候脉浮，说明邪气初入，还有外出之机，我们应该顺其势：可发汗，宜桂枝汤。简单地说，风邪进入太阴造成的这种证候，用桂枝汤。如果我们再细细看，它里边许多条文还是值得我们反思的，也就是说，其更加确认了"风邪入里成瘤"的话可用桂枝汤加味。

《伤寒论》第278条"伤寒脉浮而缓，手足自温者，系在太阴。太阴当发身黄；若小便自利者，不能发黄。至七八日，虽暴烦，下利日十余行，必自止，以脾家实，腐秽去故也"。张仲景可是几次提到"手足自温者，系在太阴"，如果把太阴就局限在足太阴脾经的话，那么"手足自温"是什么意思？从来没有专家详细讲过。

"手足自温"，大多以为自温是自己觉得温了。可能不这么简单。仁者

王三虎 经方医话·感悟篇

见仁，智者见智，我提出了"风邪入里成瘤说"以后，特别重视患者的一些感觉，那么，腹部肿瘤的患者经常有手足的异常表现，"手足自温"就是一个异常表现。这种自温是自己觉得是热的，但是又怕冷。自己觉得手脚是热的，但是一定要盖厚，又冷得不行。

我说出来没有文献依据，只有临床表现，我碰到的何止七八例，十来例都有了。这些都是患者自己说的，多半是肝胆及腹部肿瘤。在这里，我们又要说一句，中医所谓的肝实际上是西医学的脾，中医所谓的脾，实际上是现在医学所谓的肝，我们说脾为后天之本，肝恰恰是消化系统最大的器官，而脾不是。为什么能造成这种阴差阳错呢？是翻译，也就是一二百年以前翻译的时候，翻译的人对中医并不太了解，所以阴差阳错把肝当成了脾，把脾当成了肝，所以太阴经的问题往往是现代的肝胆的问题。

所以张仲景接着说："太阴当发身黄。"你不觉得这是点题之笔？肝胆肿瘤的阻塞性黄疸是非常常见的，"若小便自利者，不能发黄"，一般都有小便不利的表现，"至七八日，虽暴烦，下利日十余行，必自止，以脾家实，腐秽去故也"。这个词在临床上太常见了，我们经常是用了小柴胡汤，用了一些健脾的药以后，患者突然出现腹泻，为什么出现腹泻是多年都解释不了的问题？大约七八年前，我发现张仲景在这里已经明确说了，这是人体抵抗力恢复、祛邪外出的表现。

第 279 条"本太阳病，医反下之，因而腹满时痛者，属太阴也，桂枝加芍药汤主之"。这条就是点题之笔了，张仲景虽然说"医反下之"，那我就先问：本来太阳病，医生用了下法，出现腹满时痛了？不，如果是简单的太阳病，医生为什么要用下法呀？是本身有腹部肿瘤，或者说有内风引外风，就特别容易外感。

在这种情况下，有肿瘤才用下法，那么这个下法并没解决问题，还"腹满时痛"，那怎么办呢？既要用桂枝汤祛风邪外出，又要加芍药活血止疼。这种情况下，加的芍药显然是赤芍，张仲景的芍药一般来说应该是赤芍，因为当时叫的芍药，符合我们现在赤芍的概念——野生芍药的根。想来当时栽培的芍药是比较少的，用的还是赤芍。

"大实痛者，桂枝加大黄汤主之"，你看这个"大"字，特别有意义，我们以前不理解，觉得大实痛就是疼得厉害，但是张仲景用"大"字可不止这一次啊。比如说《金匮要略》里"大逆上气，咽喉不利，止逆下气者，麦门冬汤主之"，这个"大"字是什么意思？

《内经》"高粱之变，足生大丁，受如持虚"，我们以前理解啊，大丁，就是疗疮痈肿。如果是这样，说疗疮痈肿就行了，为什么是大丁？这个大丁，恰恰是提示饮食积滞、恣食肥甘厚味，这就是造成肿瘤这个大丁的根源。如果是因为肿瘤引起的这种疼痛，既要用桂枝祛风，又要加大黄推陈致新、通腑行滞。

因为这是个新提出的问题，我给大家举一个验案。2019年6月16日，我在淄博矿务局中心医院碰到一个5岁男孩，他爸抱进来的。腹痛50天，面色㿠白，危重病容，但欲寐，汗出，偶尔发热，默默不语，食少便干，右锁骨上淋巴结肿大结块，腹大尚软，舌淡红，苔薄白，脉沉。

虽然腹大尚软，还摸不到，但是实际上人家西医病理已经诊断出来了：腹膜后神经母细胞瘤。这和我说的太阴病真有相似之处。这个小孩儿本来是挂了三天以后我在淄博第四医院也就是肿瘤医院的号，但是因为小孩儿病太重了，肚子疼得受不了了，他就提前到淄博矿务局中心医院来了，这一天我们科室的医生们都很注目，这个病怎么治啊？中医敢治大病吗？

别无选择，我们只能迎难而上。我说辨病，这就是太阴病啊，这就是"太阴病大实痛者"呀，当然，结合他的这些症状，可不仅仅只是太阴病了，有太少合病，因为有发热汗出，有默默不欲饮食，食少便干，还有少阴病，脉沉，但欲寐，所以我是以桂枝加芍药汤、桂枝加大黄汤、麻黄附子细辛汤、四逆汤、小柴胡汤合方，用了三剂。

三天以后，小患者到淄博第四人民医院来看的时候，精神气色好转，腹痛减轻。由当时几十分钟不配合、不让看舌头（真的，第一天光看舌头就有十来分钟，就不听你说），已经变得很顺从。他的家长讲了：吃了药以后有呕吐，大便还是没通，舌淡苔黄。我觉得病势得以扭转，这是医患双方互赢的结果，守方再进。因为舌苔黄，干姜由10克减为5克，生姜由10克加至12克，这是止呕的，大黄由5克加至10克。这对于五岁的小孩儿来说，量已经不算小了。就这样一个方子，一下吃了近一个月，二十来剂。

到 2019 年 7 月中旬，小患者已经自行步入诊室，对话畅顺，腹已不痛，具备了化疗条件。建议原方继续，配合化疗。实际上在第一个月他也进行了放疗，就是第一个月我同意先放疗，第二个月我同意化疗，因为有中药垫底，我们已经使患者具备化疗的条件。方子继续用到了 2019 年 8 月中旬，也是在一个月以后，由于化疗，所以患者食欲不振，精神疲惫，形容消瘦，面色萎黄，舌淡脉弱。锁骨上淋巴结消退，腹部肿瘤明显缩小。

有意思的是小患者这个时候交流已经不成问题，他已经信任我了，就是不想吃中药，我问为什么呀，他说药太苦了，我说你只要说话咱就好商量，你不是嫌药苦吗，我给你开甜的，小建中汤跃然而出。大病在中焦，化疗又重伤中脏，气血阴阳两虚，正虚邪实两存，此时不建中气，更待何时？所以我在这个时候就理解了为什么叫建中汤。重建中气呗。大战之后，中焦受到摧残。再整旗鼓，必须重建中气。

重建中气用什么呢？小建中汤。小建中汤大家都太熟悉了，桂枝汤倍芍药再加饴糖，陈修园已经讲过多次了。这时即使用小建中汤，药量还是很轻。为什么？不轻不行啊，心太急不顶用啊。我在小建中汤中还加了人参，也加了穿山甲。那么其后五个月都是以小建中汤为主药，顺利完成化疗方案，真正做到了邪去而正不伤、中西医巧妙配合、医患双赢的效果。

我的公众号上在讲到"疑难疾病怎么办，经典著作找答案"的这篇文章中，我用留言的方式两次提到这个小孩儿的情况，大家可以找一找，我们说得一点不虚。自从 2020 年 1 月离开淄博，因为新冠疫情，我困守长安，但是我仍然惦记着这个小患者。我们用小建中汤的方法，也就是桂枝汤类方的方法，体现并丰富了我提出的"风邪入里成瘤说"的内容，真正发挥了经方简便廉验的特点。

二、虚劳与恶性肿瘤

虚劳是中医的一个传统病名。我现在说虚劳，尤其是张仲景的虚劳病，包括了许多恶性肿瘤，当然主要是晚期的恶性肿瘤。《金匮要略·血痹虚劳病脉证并治第六》："人年五六十，其病脉大者，痹侠背行，若肠鸣、马刀、侠瘿者，皆为劳得之。""人年五六十"，说到了肿瘤的高发年龄五六十岁。

"其病脉大者"，张仲景多次提到，特别强调，号脉并不是一号是哪一脏怎么了，哪里长囊肿了，哪里长个血管瘤了，不。张仲景强调"夫脉当取太过不及"，其中提到脉大，也就是在虚劳病篇提到，"夫男子平人，脉大为劳，极虚亦为劳"。所以号脉，首先当取太过不及，是脉大不对，太小也不对，脉大为劳，极虚亦为劳。

如果这个人五六十岁脉大，说明什么呢？说明邪气盛，说明肿瘤处于一种爆发的、进展快的状态。"痹侠背行"，那就是整个脊背都疼，什么意思？脊骨转移呗。如果是肠鸣，那肠道不通畅了，就有肠鸣。"马刀侠瘿者，皆为劳得之"，马刀呢，就是腋下淋巴结肿大；侠瘿呢，就是颈淋巴结的肿大，都是因劳得之，都可以说就是虚劳病，所以又提出了一个观点，虚劳包括了许多恶性肿瘤。

第二个问题，能治疗恶性肿瘤的三个桂枝汤类方是哪些呢？第一个方子，桂枝加龙骨牡蛎汤。张仲景讲，《金匮要略·血痹虚劳病脉证并治第六》："夫失精家，少腹弦急，阴头寒，目眩，发落，脉极虚芤迟，为清谷，亡血，失精。脉得诸芤动微紧，男子失精，女子梦交，桂枝加龙骨牡蛎汤主之。""夫失精家，少腹弦急，阴头寒，目眩，发落"，好多肿瘤患者都具备这些症状吗。尤其是化疗以后，脱发几乎成为一个显著的标志，而张仲景讲脱发的机会可不多呀，这真不是巧合，而是面临着一个共同的问题。

失精，精血亏虚，发失所养，表现在脉上，"脉极虚芤迟，为清谷，亡血，失精"，用现在的话说就是"恶液质"。"脉得诸芤动微紧，男子失精，女子梦交，桂枝加龙骨牡蛎汤主之"。为什么要桂枝加龙骨牡蛎汤呢？一个是桂枝汤中，桂枝、甘草补阳，芍药、甘草补阴，生姜、大枣调卫和营，气血阴阳荣卫俱补。尤其是它特别适合消化能力差的情况，所以好多时候，尤其到了这个时候好多药都用不了，用了药要吐，用了药要拉，两难措手的时候，用桂枝加龙骨牡蛎汤是对的，龙骨的镇静，牡蛎的软坚散结，恰恰是适合恶性肿瘤后期的方剂。

第二个方子呢，就是小建中汤了。《金匮要略·血痹虚劳病脉证并治第六》："虚劳里急，悸，衄，腹中痛，梦失精，四肢酸疼，手足烦热，咽干口燥，小建中汤主之。"这一系列问题都只能通过建中脏的方法，张仲景用甘药调之的方法，对于这种两难措手，热不得、寒不得、左不得、右不得、补不得、泻不得的情况，真是要慢慢来，培补中焦，重建中气，使患者得到一线生机。

在这个时候黄芪就可以用了，"虚劳里急，诸不足，黄芪建中汤主之"。这就是第三个方子，在《伤寒论》中张仲景是不用黄芪的，因为黄芪比较缓。在《金匮要略》中，虚劳病，至少这是第二次用到黄芪了。不过张仲景用黄芪量并不大，要叫我看也就是 10 克左右，还是有他的特点的。我们因为受王清任的影响，"补阳还五赤芍芎，归尾通经佐地龙，四两黄芪为主药，血中瘀滞用桃红"的补阳还五汤的思路，大量用黄芪，是不是对的？我觉得一定要根据实际情况判断。欲速则不达，大量地应用往往还适得其反。当然这不是一个概念问题，而是一个实践问题，一定要结合具体情况，至少张仲景用黄芪量并不大，却给我们提供了一个非常好的思路。

建中汤也好，桂枝汤也好，方中的大枣非常值得推崇。张仲景可是用 12 枚呀，我们现在一般按 5 克一枚计算，12 枚就是 60 克。据我知道在临床上，在以往的文献中，还有老中医的经验，开 60 克的很少，开 30 克的都不多。在炙甘草汤中，大枣可是 30 枚呀，这一定要引起大家的重视。因为可以说大枣是最好的补药，大枣甚至就是最早的中药。为什么？因为大枣在我们国家已经有 8000 年的栽培历史，神农尝百草是三四千年前的事儿，也就是说，神农是吃上大枣尝百草的。

大枣有丰富的维生素、众多的电解质和营养物质，是虚劳患者最容易吸收和接受的。如果有人说开那么多，那不就成了枣汤了吗？枣汤如果把病治好了，何乐而不为呢？这是我的观点。当然如果把生姜、大枣作为药引子的话，两三片生姜，两三个枣，这个不足为怪。但是当我们开经方的时候，当开桂枝汤、小建中汤、黄芪建中汤、桂甘龙牡汤、炙甘草汤的时候，我希望大家还是要按张仲景的来。

说到这里我也要举一个病案，就是小建中汤证，用以说明虚劳和肿瘤的关系。这几乎也是热蒸现卖，2020 年 6 月 20 日，在深圳市宝安区中医院流派工作室，我们群里有几个秘传弟子，都在跟着我上门诊的时候，这个患者来了。

黄某，女，55岁。从体检中发现白血病已经20个月了，病名也很清楚，急性淋巴细胞白血病。化疗五六次以后，进行了干细胞移植，而现在的重要问题是纳差。他儿子讲喝半碗粥都觉得腹胀，也有厌油腻，易呕吐，喜甜食。咳嗽，吐涎沫，形体消瘦，怕冷，睡眠需要安眠药。耳鸣，多泪，鼻塞，咽干，气短不足以息，动则劳累，乏力，脚踝肿，下肢无力，完谷不化。同时肺结核病4个月，服抗结核药。肝功异常。

我们从望诊上来看，形体消瘦，行动迟缓，面色无华；从舌脉上来看，舌淡红，苔稍厚，脉沉弦。这个病从何入手呢？按什么辨病？我诊断的是虚劳病，证型：气血两虚，真精不足，脾胃虚弱。治则治法还是建中益气，用小建中汤（颗粒剂）。

大家看到桂枝、芍药、生姜，大枣。大枣是5包，炙甘草、黄芪、陈皮、黄芪是2包，大家可以看出我说的基本上和临床上用的是一致的，白术1包、党参2包、山药1包、枳实1包、鸡内金1包。大家可能觉得奇怪，你不是讲人参抗癌论吗，在这种情况下，为什么没有用人参啊？用党参？因为在这个医院颗粒剂没人参，他家里有人参，我们嘱咐患者可以用人参熬汤冲这些药。这个病说明什么问题？说明在肿瘤临床有虚劳病，甚至有很大一部分是虚劳病。

三、炙甘草汤与肺癌

《金匮要略·肺痿肺痈咳嗽上气病脉证治第七》附方：《外台》炙甘草汤。治肺痿涎唾多，心中温温液液者（方见虚劳中）。肺痿就是肺癌的古代名称。炙甘草汤可以说是桂枝汤的衍化方，即桂枝去芍药汤，更加人参、生地黄、麦冬、阿胶、麻仁，连同清酒合共十味，在仲景方中堪称大方，动静结合，阴阳兼备，结构严谨，面面俱到，剂量特重，用宏效彰，用得恰当，每收奇效。临床经常用于肺癌晚期。

四、温经汤与妇科肿瘤

温经汤，大家都很熟悉，觉得温经嘛，那肯定是胞宫虚寒。但是张仲景说的是热的症状，这是他省略了寒的表现，强调热的表现。大家看看原文，《金匮要略·妇人杂病脉证并治第二十二》："问曰：妇人年五十所，病下利数十日不止，暮即发热，少腹里急，腹满，手掌烦热，唇口干燥，何也？师曰：此病属带下，何以故？曾经半产，瘀血在少腹不去。何以知之，其证唇口干燥，故知之。当以温经汤主之。"

"妇人年五十所"，和肿瘤的发病高峰是相吻合的，"病下利数十日不止"，这个下利是腹泻呢？还是下利黏液呢？还是这个妇科肿瘤的刺激引起的大便次数增多呢？张仲景没说。但是症状是"暮即发热，少腹里急，腹满，手掌烦热，唇口干燥，何也？师曰：此病属带下"。说这个病属带下，照我的理解，这是盆腔肿瘤。当然广义的是带下病，照我看包括盆腔肿瘤。为什么？因为表现是寒热胶结。张仲景解释是"曾经半产，瘀血在少腹不去"，当然现在看来，它也是造成盆腔肿瘤的一个原因，包括宫颈癌、子宫癌。

以往我们理解温经汤就是温，我早就发现，不见得。麦冬、牡丹皮就不是温的。这个方剂其实就是寒热并用的，治的就是寒热胶结、瘀血内阻造成的妇科肿瘤。说瘀血在少腹不去，那你怎么知道的？张仲景说"其证唇口干燥，故知之"。当我们把活血化瘀药用得无可复加的时候，有多少人是有证据应该用活血化瘀的？活血化瘀是一个双刃剑，所以有的研究认为活血化瘀能治疗癌症，有的人认为活血化瘀能促进癌症复发或转移。为什么？中医用活血化瘀药是要凭症状的，唇口干燥就是一个症状，肌肤甲错就是一个症状，唇痿舌青就是一个症状，口干漱水不欲咽就是一个症状。

宫颈癌验案：患者杨女士，31 岁，陕西汉中人，于 2018 年 10 月 7 日初诊。

主诉：宫颈癌术后 1 年余，复发 6 个月。

放疗 25 次，化疗 4 次（放化疗后，盆腔肿块还在）。

症见：少腹连腹股沟胀痛。潮热汗出，手脚冰凉。乏力，声低气怯，头晕，口干，饮食正常。睡眠正常，小便少，大便不调，时干时稀。舌淡红有齿痕，苔薄，脉弱。

核磁共振：盆腔左侧有一个 2.0cm×1.3cm×1.0cm 大小肿块。这时用什么方呢？我们已经形成了一个辨病论治的方案，除了温经汤就剩下海茜汤了。这个海茜汤就是《内经》十三方之一：四乌贼骨一芦茹丸。我为了好记就叫海茜汤。因为四乌贼骨一芦茹丸是《内经》十三方中治疗血枯的。基本上没有人说血枯是现代的什么病，我说就是宫颈癌，就是妇科肿瘤引起的出血。用海螵蛸软坚散结，用茜草活血止血。

还有三神煎是什么呢？三神煎就是三棱、鳖甲、桃仁。三神煎是我从宋代《圣济总录》中间找出来的。千方易得、一效难求啊，方子多得很，为什么找出三神煎了？好听啊，简明扼要，寓意也很好啊。更重要的是这三味药在当时治疗癥瘕积聚的几十个方子中间是排在前三位的，所以我把这三个方子合方。温经汤就有桂枝汤中的4味药。一开始我用的是什么呢？

首诊处方如下：

当归 15 克	白芍 30 克	肉桂 12 克	吴茱萸 12 克
川芎 20 克	姜半夏 12 克	干姜 12 克	牡丹皮 12 克
麦冬 12 克	生晒参 10 克	天麻 10 克	山药 20 克
薏苡仁 30 克	桃仁 15 克	大黄 6 克	水蛭 10 克
蛇床子 15 克	白蔹 15 克	海螵蛸 30 克	茜草 15 克
鳖甲 30 克	三棱 15 克	莪术 15 克	

30 剂，水煎服，每日 1 剂。

大家看有桂枝、生姜、甘草、芍药，就是少了个大枣，基本上桂枝、甘草温阳散寒、芍药、甘草养阴缓急止痛，所以说我还认为温经汤也是桂枝汤类方，温经汤就是治疗妇科肿瘤的好方法。

还要讲的是为什么要用蛇床子。因为"妇人阴寒，温阴中坐药，蛇床子散主之"，病位上是相近的。为什么用白蔹呢？张仲景用白蔹就是散风邪的。这里边还有海螵蛸、茜草、三棱、鳖甲、莪术。

患者吃了之后非常舒服，每来一次问怎么样，她说效果好，不错。那就效不更方。后续根据病情，有时候也有一点点调整，但是基本方子没有变，基本方法没有变。

患者经过半年的中药治疗，2019 年 5 月 5 日该女士推开诊室门进来，一见面就高兴地说："王教授，我的肿块没有了！太好了！"

（弟子马景坤整理，马传琦校对）

第三节 猪苓汤新解

大家可能有一个共识，无论是从学习、研究、运用的不同角度，比起《伤寒论》来，《金匮要略》难度要大得多。本是同根生，然后一分为二的书，差距怎么就这么大呢？我给出一个答案（当然不是唯一的），因为我们忽略了猪苓汤。

一、猪苓汤的地位

如果让我们就其重要性来说，在张仲景 260 多首经方中举出前十首，大家一定不会想到猪苓汤。但我认为，《伤寒论》第一方是桂枝汤，《金匮要略》第一方是猪苓汤，排行榜昭然若揭，同样举足轻重。桂枝汤是六经辨证中诸经之藩篱太阳病的代表方，提示了六经辨证在《伤寒论》中的重要性；猪苓汤是脏腑辨证的代表方，寓意了在重点讲内伤杂病的《金匮要略》中，核心辨证方法是脏腑辨证。

《金匮要略·脏腑经络先后病脉证第一》就是指出《金匮要略》的战略问题、全局问题的具有纲领性指导意义的篇章。而其中唯一的方剂就是猪苓汤。但由于诸家对原文"五藏病各有所得""当随其所得"的"得"字没有确切理解，以致其中的要义至今不甚了了。

看看原文："师曰：五藏病各有所得者愈，五藏病各有所恶，各随其所不喜者为病。病者素不应食，而反暴思之，必发热也。夫诸病在藏，欲攻之，当随其所得而攻之，如渴者，与猪苓汤。余皆仿此。"考"得"，成也。《礼记·乐记》"阴阳和而万物得"可证。现代汉语口语中也有"得"，一个字表示成的。此处有成因的含义。

这一篇首先就是讲脏腑关系的，脏腑的表里关系则是最重要的。五脏病要用攻法的话，先考虑其成因，是否为相关的腑病所导致、所造成，如心脏疾病的"心烦，不得眠"，就有小肠不化物（水）、阴液来源受阻的因素，直接通利小肠才是关键。小肠通则心脏宁，"余皆仿此"。

李克绍教授曾强调学习《伤寒论》要与《金匮要略》参合来看，这种以经解经的方法非常有用，因为这本来就是一个人写的一本书嘛。揭开猪苓汤证的奥秘，绝对不只是一个经方的问题，而是有典型意义。

二、猪苓汤作用的脏腑

小肠是猪苓汤的靶向脏腑，猪苓汤是小肠病变的主方之一。我们中医特别津津乐道脏腑辨证，但是，实际上呢，不要说奇恒之腑了，六腑之一的小肠也没有独立的证型和代表方剂啊。我之所以一反常态不厌其烦地论述猪苓汤证，实在是我提出了与传统说法相左的观点，即六经辨证中突出了足经，轻视了手经。

比如太阳腑证，其实不仅有足太阳膀胱，也有手太阳小肠。而传统认识的五苓散证、桃仁承气汤证，病位明显不在膀胱，而是在小肠的。猪苓汤证呢，也是小肠病变。还是用顺口溜表明我的观点吧。

小肠颂：小肠小肠我爱你，后天之本有你哩。五脏六腑都重要，要说长度排第一。小肠小肠点赞你，抵御外邪如藩篱。腹泻便血排毒出，无名英雄立功奇。小肠小肠对不起，中医辨证轻视你。蓄水蓄血受侵犯，肠鸣腹痛委屈你。小肠小肠谢谢你，癌症虽恶远离你。不愧与心相表里，只因人们伤不起。

在《伤寒论》中，六经辨证无疑是起主导地位的，但脏腑的重要性也是不言而喻的。何况我们以往对六经的片面认识是存在的。通过以经解经的方法，通过许多条文、具体方证的例子，才能拨乱反正。当然，方证的重要性也是无可置疑的，我还是支持方证说的。这也正是仲景学说内涵丰富、魅力无穷的证明啊。

猪苓汤在《伤寒论》凡三见，第223条："若脉浮发热，渴欲饮水，小便不利者，猪苓汤主之。"第224条："阳明病汗出多而渴者，不可与猪苓汤，以汗多胃中燥，猪苓汤复利其小便故也。"第319条："少阴病，下利六七日，咳而呕渴，心烦，不得眠者，猪苓汤主之。"两处在阳明篇，一处在少阴篇，奥妙何在，倒成了千古疑问。

中医研究院编的《伤寒论语译》认为"以上三条（221、222、223）文义相连，应联起来看"是对的，但我认为还不够，要将第219条的"三阳合病"、第220条的"二阳并病"以其第224条的鉴别诊断与这三条连起来看才能一窥全貌。还是要将刘渡舟教授研究《伤寒论》条文排列法的方法拿来试试。

自第203条至第218条，主要是论述可下症及下法。这是阳明腑证的主要部分、精华部分、拿手戏。那么，接下来再说，疾病是复杂的，多变的，而且常常是兼夹的，甚至是可逆转的。

所以，第219条："三阳合病，腹满身重，难以转侧，口不仁而面垢，谵语遗尿。发汗则谵语，下之则额上生汗，手足逆冷。若自汗出者，白虎汤主之。"这是三阳合病偏重于阳明经证的治法。

第220条："二阳并病，太阳证罢，但发潮热，手足汗出，大便难而谵语者，下之则愈，宜大承气汤。"这是二阳并病偏重于阳明腑证的治法。

第221条："阳明病，脉浮而紧，咽燥口苦，腹满而喘，发热汗出，不恶寒，反恶热，身重。若发汗则躁，心愦愦，反谵语。若加烧针，必怵惕烦躁，不得眠；若下之，则胃中空虚，客气动膈，心中懊憹，舌上胎者，栀子豉汤主之。"这是阳明经证误治后的变证，有点乱，有点烦，自当"观其脉证，知犯何逆，随证治之"，比如热邪聚于胸膈，不好说是哪一经了，干脆就是栀子豉汤证了。

"若渴欲饮水，口干舌燥者"（第222条），看来还是阳明经证，但正气已经不支，就不能像第219条那么简单了，"白虎加人参汤主之"吧。问题是"若脉浮发热，渴欲饮水，小便不利者，"怎么理解呢？

脉浮发热和小便不利是太阳经（足太阳膀胱）腑（手太阳小肠）同病，渴欲饮水，是蓄水不化，也有热邪伤阴的成分，还是从太阳入手，开腠理，利小便，兼以养阴润燥，无疑用猪苓汤了。

怕大家误以为猪苓汤证是阳明病，紧接着第224条："阳明病汗出多而渴者，不可与猪苓汤，以汗多胃中燥，猪苓汤复利其小便故也。"或者换句话说吧，大体上是上焦之烦用栀子豉汤、中焦之热用白虎加人参汤、下焦的小便不利用猪苓汤好了。下焦和小肠就很容易联系了。扩而大之是下焦，详细而具体是小肠。

太阳经气化不利的蓄水证，很多人也知道病位不在膀胱，因为不是尿潴留，膀胱不胀满，而《伤寒论》原文也是"少腹满，应小便不利"。抵当汤证病位也不在膀胱，原文提到"少腹当硬满""少腹硬"。少腹，正是小肠的投射区。《灵枢·邪气藏府病形》："邪之中人也，无有常。中于阴则溜于腑，中于阳则溜于经。""小肠病者，小腹痛。"

从病因来说，腹部受寒外邪入中小肠，正是《金匮要略·脏腑经络先后病脉证第一》："五邪中人，各有法度，风中于前，寒中于后。"当然背部受寒风邪入中，则是足太阳经了。从临床表现来说，小肠病变的最常见症状就是腹泻，张仲景称为下利。《伤寒论》第319条："少阴病，下利六七日，咳而呕渴，心烦，不得眠者，猪苓汤主之。"主症就是下利。

至于猪苓汤证是治疗太阳小肠病的，为什么要冠以少阴病？这种情况在《伤寒论》中非常普遍，解释不一。我的解释是，在少阴这个大病的前提下，也有其缓解期、间歇期。这就像住在重症监护室的患者，急重症抢救过来还没出院，正好可以腾出手来处理看似不要紧但绝对能影响全局的一些病症。

也就是说，整个少阴病期间完全可以出现小肠病症，即使不谈心与小肠相表里，"覆巢之下，岂有完卵"，急则治其标呗。这和少阴有三急下证、黄连阿胶汤证等一样都可理解。小肠病的另一个症状是大便出血，桃仁承气汤、抵当汤证是也。《金匮要略·五藏风寒积聚病脉证并治第十一》："小肠有寒者，其人下重便血；有热者，必痔。"

三、猪苓汤方解

猪苓汤是养阴利水剂。猪苓的利水作用强不是偶然的，与其调节气机升降和能开腠理有关。李时珍曰："猪苓淡渗，气升而又能降。故能开腠理，利小便，与茯苓同功。但入补药不如茯苓也。"首先一药而有升降双重功能，已经新人耳目而不可多得；其次开腠理而利小便，也是难得之品，与麻黄异曲同工，只不过麻黄偏于发散，猪苓偏于淡渗而已。

《伤寒论》第223条："若脉浮发热，渴欲饮水，小便不利者，猪苓汤主之。"就是猪苓集"开腠理，利小便"于一身之铁证。至此，不能不叹服李时珍的"慧眼识珠"，仲景之后第一人矣。若再看《伤寒论》第319条："少阴病，下利六七日，咳而呕渴，心烦，不得眠者，猪苓汤主之。"说明猪苓的开腠理实含宣肺止咳之功。猪苓与阿胶相配，利水而不伤阴，养阴而不碍湿，相反相成，实乃千古绝对。

值得一提的是，猪苓只有与泽泻合用，才能润燥适匀，而无偏颇之患，也符合癌症"燥湿相混"的病机。《本草求真》早有论述，猪苓"性虽有类泽泻，同入膀胱、肾经，解热除湿，行窍利水。然水消则脾必燥，水尽则气必走。泽泻虽同利水，性亦类燥，然咸性居多，尚有润存。泽虽治火，性亦损气，然润能滋阴，尚有补在。故猪苓必合泽泻以同用，则润燥适均，而无偏陂之患矣"。再加上茯苓、滑石之淡渗利小便，阿胶之养阴润燥。主次分明，相反相成。精炼至极，手眼独到，实乃千古名方。

四、猪苓汤新用

猪苓汤利水养阴，是我治疗恶性胸腹水的常用方剂，也是我提出"燥湿相混致癌论"的重要论据。因为恶性胸腹水以及脑瘤和脑转移瘤造成的脑积水，舌质红，苔花剥，心烦失眠，口干舌燥，利尿剂无效。滋阴则增湿，利水更伤阴，两难措手，猪苓汤是不二之选。

猪苓《神农本草经》谓其"主痎疟，解毒，蛊疰不祥，利水道，久服轻身耐老"。解什么毒呢？解癌毒。

《现代中药大辞典》提示猪苓不仅能解癌毒："猪苓多糖对 IL-2 协同诱导人外周单核细胞成为具有较高杀伤肿瘤活性的细胞。"而且能减轻放疗引起的毒性："腹腔注射猪苓多糖可以减轻一次全面 6Cy60Co 线照射大鼠引起的造血功能（障碍）。"其解毒的机理是："猪苓多糖给药后荷瘤小鼠肝糖原的积累是通过糖原异生酶活性的增高，加速糖原异生，使机体自稳状态改善而发挥作用。"

再分析，蛊疰不祥是什么意思呢？当是肝胆胰等腹腔恶性肿瘤导致的腹水，自然为"不祥"之兆。猪苓汤集利水与抗癌作用于一身，恶性胸腹水舍此何求？

第四节　葛根黄芩黄连汤

古人说《伤寒论》"字字真言，句句珠玑"，虽不乏感情色彩，以偏概全，但也不无道理。偷得一字一句，往往收获满满。早年我用葛根黄芩黄连汤治疗阵发性心动过速获效。不解者有之，"这不是治疗腹泻的方子吗？"怀疑者有之，"就这四样药？"

前几年老乡在某三甲医院中医科治疗心律不齐，一次拿了四个中成药，月余不效，仍被我开葛根黄芩黄连汤四药治愈。为什么呢？我记住了张仲景的"脉促者，表未解也。喘而汗出者，葛根黄芩黄连汤主之"，其实，脉促，就是数中一止，心律失常是也。既有拿手戏，何必寻众药。

2022年5月12日渭南市中心医院名医馆来了一位持去年方找我的患者，我笑着说，现在要找到只开5样药这样的小方不容易了，关键是"药到病除"。

刘先生，68岁。2021年4月7日于西安天颐堂中医院初诊。射频消融治疗房颤术后10个月，仍胸口不适，目赤。舌红，苔薄，脉数。患有糖尿病，空腹血糖7mmol/L，餐后11～12mmol/L。

"炉烟虽熄，灰中有火"，一病有一病之主方。葛根黄芩黄连汤，舍此何求？石膏降血糖，辨病用药。处方颗粒剂：葛根30克，黄芩12克，黄连12克，甘草10克，生石膏30克。20剂，每日1剂，分2次冲服。今日言：服药后胸口渐舒，头皮疖消失。房颤也未再出现。血糖几乎同前。仲景之方，果真简便廉验。

我越来越信服陈修园"经方愈读愈有味，愈用愈神奇"，这句话是肺腑之言，有感而发。如下例。

张先生，31岁。2022年6月24日在西安天颐堂中医院初诊。

主诉：下颌有疖，脱发1年。

刻诊：唇红，心悸，胸闷，时腹泻，反胃，舌红苔厚腻，脉促。

以太阳阳明合病论，用葛根黄芩黄连汤加味。

处方：

葛根 30 克	黄芩 12 克	黄连 12 克	甘草 12 克
白芷 15 克	土茯苓 30 克	连翘 15 克	水牛角 20 克
防风 20 克			

30 剂，水煎服，日 1 剂。

2022 年 11 月 25 日复诊，自述服药后脱发止，眠增，大便正常，下颌疖消。停药一两个月反复如前。烦躁，舌红苔薄，脉滑。上方加栀子 12 克清热除烦。

按语：心悸、腹泻、胸闷基本符合《伤寒论》第 34 条"太阳病，桂枝证，医反下之，利遂不止，脉促者，表未解也。喘而汗出者，葛根黄连黄芩汤主之"。脱发，则有说道。其实，我们中医补肝肾益精血的方法在临床上并不尽随人意，白发亦然。太阳主人一身之表，风寒外束，营卫不和，皮毛失养，也可造成脱发不是？

葛根解太阳之表邪，又长于头项，舍此何求？我公众号 2019 年 4 月 2 日曾登过李美琪写的《中医抗癌进行时——随王三虎教授临证日记》"治脱发用葛根汤，从风论治有担当"一文可参。何况葛根还能治疗腹泻乃至胸闷心悸，再用黄芩、黄连清里热，甘草补心气，白芷、土茯苓、连翘解毒消疮，水牛角凉血，防风祛风，协助解表，竟能如愿以偿，药到病退，经方的魅力，真是无穷无尽。

第五节　桂枝芍药知母汤

记得 1999 年 12 月 1 日《中国中医药报》第三版刊登我的文章"药虽是旧，弘之惟新——《张仲景五十味药证》读后"，其中提出"知母脚"就是受黄煌教授"柴胡人""大黄腹"的启发。当然，根子还是张仲景桂枝芍药知母汤证的"脚肿如脱"一词。

其后发现《神农本草经》知母就能"除邪气，肢体浮肿，下水"。不仅为脚肿提供了"靶向药"，也为阴虚水肿、乳腺癌术后的上肢肿胀、淋巴转移导致的四肢肿胀找到了对症之药。当然，更多的还是对寒邪化热脚踝关节肿痛用桂枝芍药知母屡屡获效的例子。

周某，男，54岁，于2022年5月6日于西安天颐堂中医院第一次就诊。

主诉：左脚痛，影响走路月余。

用过内服药外用药及手法等无效。汗正常，舌红，苔白，脉沉。

方证明确，义无反顾，施方桂枝芍药知母汤。

处方：

桂枝 12 克	白芍 30 克	知母 15 克	防风 15 克
甘草 12 克	生白术 15 克	炙麻黄 10 克	制附片 15 克（先煎）
生姜 6 片（自备）	土茯苓 30 克	独活 30 克	怀牛膝 30 克

川牛膝 30 克

7 剂，水煎服，日 1 剂。

2022 年 5 月 13 日复诊，患者自述上方效快，症随药消，感受到了经方之便捷，要求治疗多年的胃病。我揣半夏泻心汤，何惧之有？

第六节　小续命汤

陈修园《医学三字经》讲完"医学源流第一"后，迫不及待地拉开架势大讲特讲中风，"人百病，首中风。骤然得，八方通。闭与脱，大不同。开邪闭，续命雄"，我对此印象深刻。尤其是去年开讲《王解医学三字经》，更是不看不知道，一看吓一跳，我们忽略风邪久矣，实在对不起"雄才大略"的小续命汤。

2021 年底应邀到西安市某三甲医院 ICU 会诊脑出血两次手术仍昏迷不醒三个多月、出不了 ICU 的 50 余岁的女士。视其形体丰满，诊得脉滑有力，考虑突然得病，乃用小续命汤原方 5 剂。春节后得知有效，复诊 4 次，逐渐恢复交流，后进入康复阶段。

像小续命汤这种准经方的运用过程，往往是合方或者加味的。总以病情需要为依据，无须"瞻前顾后，自虑吉凶"。

2022 年 8 月 2 日，西安广行中医门诊部。70 岁的张先生，主诉头木 1 年多，每天要洗头两次，声音不清，走路不稳，行走不远，舌体胖，舌质红，苔薄，脉滑，大便可，汗少，无高血压、糖尿病史，颈椎血管狭窄术后 2 年。

辨病：中风。

辨证：风邪入脑，经脉凝滞，痰浊上犯。

以小续命汤、防己茯苓汤、定志丸、泽泻汤祛风化痰，醒脑开窍，疏通经脉。

处方：

桂枝 12 克	附片 6 克	川芎 30 克	麻黄 6 克
人参 12 克	赤芍 30 克	杏仁 12 克	防风 15 克
黄芩 12 克	防己 15 克	甘草 12 克	葛根 30 克
茯苓 12 克	石菖蒲 10 克	远志 10 克	泽泻 30 克
白术 10 克

30 剂。每日 1 剂，水煎，分两次服。

2022 年 9 月 6 日复诊，大效，"头盖已去"，三四天可以不洗头，舌变软，语出有力，走路有劲，希望能去掉拐杖，舌淡红质胖，脉沉，效不更方。原方 28 剂。

由此可见，方剂才是中医的"拳头"，要不然，现存最早的医书《五十二病方》，其次，《金匮要略方论》《千金方》《外台秘要方》《普济方》不一而足，纷至沓来。读者诸君，意会可矣。

第七节　苓芍术甘汤

《伤寒论》第27条："服桂枝汤，或下之，仍头项强痛，翕翕发热，无汗，心下满，微痛，小便不利者，桂枝去桂加茯苓白术汤主之。"就是一个历代都难以解答的问题。有的人说，桂枝去桂，都去桂了，还能叫桂枝汤吗？有人说，不是去桂，应该是去芍。我想张仲景这个说法是对的。因为芍药就有利水的作用，甚至芍药就有通利二便的作用，它有养阴的作用，也有利水的作用。

以往我们这一点讲得少，比如真武汤中有白芍，小青龙汤也有白芍。按照刘渡舟教授的说法，这就是苓芍术甘汤，和苓桂术甘汤的温阳化饮正好相反，这是养阴化痰饮的。现在教材上往往说的都是比较简单、典型的，常常有这种，当你用温药和之，苓桂术甘汤化痰饮，痰饮还没有化掉的时候，阴液已经损伤了，人不舒服了，就要换一个思路，用苓芍术甘汤。有了理论的铺垫，就有了临床的收获。见仁见智就是这个意思。

2020年9月2日，50多岁的姜先生以"小便不利5年余，小便尿道疼痛半个月"为主诉就诊于西安市中医院国医馆。食后腹胀，大便秘结，小便黄，恶寒，多唾，听力下降，舌淡苔白腻，脉弦大。追问10年前曾行前列腺电切术，头项强痛阵作半年，核磁共振检查未见异常。

我说，这就是《伤寒论》第27条的病症。在场的巴彦淖尔市中医院副院长刘健等十余名弟子均感言之成理，符合条文精神。我说，一部《伤寒论》，半部临证实录，仲景之书岂妄言哉？大凡不易解释处，正是出神入化处。白芍就是利二便的好药。

遂用颗粒剂：

| 桂枝15克 | 白芍30克 | 茯苓60克 | 土茯苓30克 |
| 白术15克 | 生姜12克 | 大枣60克 | 甘草9克 |

5剂，每日1剂，温水冲化分两次服。

王三虎

经方医话·感悟篇

我的意思是，桂枝可以不去，茯苓、白术应当重用，5 剂再诊，观察疗效。5 天后患者应约而至，头痛项强消失，大便通畅，尿道疼痛消失但有灼热感，昨腰困，舌淡红，苔白，脉弦滑。方证既然相应，何独不去桂枝，遗留尿多灼热。生姜的解表发散足以祛在表（太阳）的余邪。乃上方去桂枝，加蒲黄 12 克，滑石 12 克，取经方蒲灰散活血利水之意。病久入络，在所必需。14 剂。

第八节　射干麻黄汤·厚朴麻黄汤

张仲景治咳喘三方，偏寒小青龙汤，偏热麻杏石甘汤，介于二方之间，寒热不明显射干麻黄汤，非常好用，药精效实。厚朴麻黄汤是张仲景治肺痿"咳而脉浮者"，实际上就是提示肺痿初期用此方解散邪气很适用于现在多发的肺结节。

王女士，33 岁。2022 年 5 月 3 日初诊于西安广行中医门诊部。

主诉：咳喘一年多，用药无效。

查出右肺 2mm×3mm 小结节 1 个月。无汗，口不渴，遇冷咳喘加重。舌红，苔薄，脉弦。

方用射干麻黄汤合厚朴麻黄汤加减：

射干 15 克	炙麻黄 15 克	细辛 3 克	五味子 12 克
姜半夏 12 克	干姜 6 克	紫菀 15 克	冬花 15 克
大枣 30 克	厚朴 20 克	桔梗 12 克	生石膏 30 克
海浮石 30 克	百部 12 克	前胡 12 克	白果 12 克

30 剂，水煎服。

2022 年 6 月 7 日二诊，大效。只下午有症状，痰多。舌红，苔薄，脉沉。上方加薏苡仁 30 克，苏子 30 克。26 剂。

2022 年 7 月 5 日三诊，无任何不适，无痰，不咳喘，舌淡红，苔薄，脉弱。首诊方 26 剂巩固疗效。

第九节 麻杏石甘汤

我们学的第一味中药是麻黄，但许多中医医生一辈子都不太用麻黄。因为老师讲麻黄发汗力强，大汗亡阳如何可怕。这样，只能望而生畏，敬而远之了。这不能怪中药老师。你说我们初学中医，懂什么？讲麻黄，发汗平喘利水，太干条条。麻黄汤证用风寒无汗的表证解释，等于那初中教材给小学生做例子，更莫名其妙，一头雾水。只能夸大麻黄的副作用了。这样一来，谁还敢用。南方医生更是畏如虎狼，束之高阁。这也是中医临床阵地丢失的重要原因。

我早年学《伤寒论》，初生牛犊不怕虎，边学边用。1977 年，也就是我 20 岁时，给孕 4 个月的麻黄汤证患者开麻黄三钱，也就是 10 克，1 剂大效。我经常用麻黄汤类方，南北中外，无所避讳。用量 9 ～ 12 克，很平稳。

其实，麻黄发汗力量还不及一片阿司匹林。张仲景麻黄汤、小青龙汤麻黄三两，治"汗出而喘"的麻杏石甘汤麻黄四两，大青龙汤麻黄六两。一两 3 克，已经是 9 ～ 18 克了。如果按现在所谓仲景原量一两等于 15.6 克的话，那就大得吓人。我认为，也没必要。

马女士，46 岁，2022 年 6 月 13 日西安天颐堂中医院初诊。吸气胸痛 3 个半月，药物治疗无效。后以间质性肺炎住院 9 天，仍没解决问题。

刻诊：吸气胸痛，偶咳嗽，气短，汗出，口渴，口干，大便正常，舌红脉数。

此人是董事长亲戚，但并不影响我"耍妙手"。尽管老医之言"临证宁拙勿巧"，信之不谬，但方证相符，自信满满。

处方：

炙麻黄 12 克　　　炒杏仁 12 克　　　生石膏 30 克　　　甘草 10 克

7 剂，水煎服，日 1 剂。

2022 年 6 月 29 日复诊，夫妻喜笑颜开。7 剂见效，再服原方 7 剂，今仅深吸气时少许胸痛、气短，口渴，汗减，舌红脉数。上方加小陷胸汤，姜半夏 15 克，黄连 10 克，瓜蒌 30 克。7 剂。

正如陈修园所谓："经方愈读愈有味，愈用愈神奇。"

第十节　升降散

我重视升降散，纯粹是偶然。可能因为我是学《伤寒论》专业的，对温病经典并不熟悉，更甭提背诵了。但研究生时期学过的课程，还是融化了一部分在血液中。当我看到某老中医治疗肝硬化腹水的方子，就是不理解为什么用姜黄、蝉蜕、僵蚕，查资料才知道：还有大黄，就是升降散了。

亦步亦趋，我用小柴胡汤、五苓散、升降散合方治疗肝硬化腹水，两周时间，患者谓较前方效果明显多多，可以下蹲了。啊，升降散能缩脾。应用一多，体会到此方确有恢复人体之气机升降作用，不限于湿热温病，消腹胀犹强。后来在肿瘤科病房，遇到一例多种方法药越用越多但腹胀难消的患者，我毅然决定只用升降散四味，竟霍然消胀，感慨万千，用得少，用得巧。

升降散出自杨栗山《伤寒瘟疫条辨·卷四》，具有升清降浊、散风清热之效。主治温热、瘟疫，邪热充斥内外，阻滞气机，清阳不升，浊阴不降，致头面肿大，咽喉肿痛，胸膈满闷，呕吐腹痛，发斑出血，丹毒，谵语狂乱，不省人事，绞肠痧（腹痛），吐泻不出，胸烦膈热，疙疸瘟（红肿成块），大头瘟（头部赤肿），蛤蟆瘟（颈项肿大），以及丹毒、麻风。

方由白僵蚕（酒炒）6 克，全蝉蜕（去土）3 克，姜黄（去皮）9 克，川大黄（生）12 克组成。善治温病表里三焦大热，其证不可名状者。从此牢记在心，屡试不爽。《伤寒瘟疫条辨》言：是方以僵蚕为君，蝉蜕为臣，姜黄为佐，大黄为使，米酒为引，蜂蜜为导，六法俱备，而方乃成。

僵蚕味辛苦气薄，喜燥恶湿，得天地清化之气，轻浮而升阳中之阳，故能胜风除湿，清热解郁，从治膀胱相火，引清气上朝于口，散逆浊结滞之痰也。

蝉蜕气寒无毒，味咸且甘，为清虚之品，能祛风而胜湿，涤热而解毒。

姜黄气味辛苦，性温，无毒，祛邪伐恶，行气散郁，能入心脾二经，建功辟疫。

大黄味苦，大寒无毒，上下通行，亢盛之阳，非此莫抑。

米酒性大热，味辛苦而甘，令饮冷酒，欲其行迟，传化以渐，上行头面，下达足膝，外周毛孔，内通脏腑经络，驱逐邪气，无处不到。

蜂蜜甘平无毒，其性大凉，主治丹毒斑疹，腹内留热，呕吐便秘，欲其清热润燥，而自散温毒也。

盖取僵蚕、蝉蜕，升阳中之清阳；姜黄、大黄，降阴中之浊阴，一升一降，内外通和，而杂气之流毒顿消矣。

深圳张女士，因肝血管瘤、发热等找我看病时间长了。已经用升麻鳖甲汤取得了"心旷神怡，如沐春风"的效果。2021年10月2日微信述说，腹胀一年多，加重20天。舌质红，苔薄黄。乃在升麻鳖甲汤基础上加升降散，颗粒剂处方：

蝉蜕9克	大黄5克	僵蚕12克	姜黄12克
升麻30克	鳖甲15克	当归12克	甘草12克
花椒5克	生石膏30克		

18剂，每日1剂，分两次冲服。

2021年10月22日面诊，一见面就说："腹胀消了。"由此益信"方有配伍"之妙。

第十一节　黑地黄丸

作为"燥湿相混致癌论"的对药，我提出了苍术与玄参、猪苓与阿胶、天花粉与瞿麦等，但总有"医之所病病方少"之感。

今读王旭高《医方证治汇编歌诀》所载刘河间的黑地黄丸，又得一妙对矣。方中用苍术、熟地黄炒黑成对药，再加五味子、干姜，治疗"脾肾不足，房室损伤，形瘦无力，面色青黄"。

王旭高谓："《经》言：脾寒则湿，肾热则燥。"故治脾恶润剂，治肾恶燥剂。许学士云："用术则有碍于肾，用地则有碍于脾。"

今以二者炒黑，乃去其味、留其气，庶可两擅其长。歌曰：黑地黄丸术味姜，燥脾滋肾并臻长。上咳下利称神剂，脱血脾寒真圣方。

对后两句，有注谓：治上咳下利，脉至细数者，颇有效。洁古云："此血虚久痔之圣药。"徐灵胎曰："此脱血脾寒之圣方也。"

黑地黄丸，出自《素问病机气宜保命集》卷下。由苍术500克（米泔浸），熟地黄500克，五味子250克，干姜（春冬30克，秋21克，夏15克）组成。上为细末，枣肉为丸，如梧桐子大，每服100～200丸，空腹时用米饮汤或酒送下。

功用补脾益肾。主治脾肾不足，房劳虚损，形瘦无力，面色青黄，舌质淡胖，脉虚弱，及血虚久痔。

《医方集解》引喻嘉言曰："此方以苍术为君，地黄为臣，五味为佐，干姜为使。治脾肾两脏之虚，而去脾湿，除肾燥，两擅其长，超超元箸。视后人之脾肾双补，药味庞杂者，相去不已远耶？"

湿病是《金匮要略》中的第二个病，张仲景不厌其烦，提出"湿家""湿痹"的概念，同时还有麻黄加术汤、防己黄芪汤、麻黄杏仁薏苡甘草汤、桂枝附子汤、白术附子汤、甘草附子汤6个代表方，在意义上讲，张仲景对"湿病"辨病论治是相当重视的和极有特色的，仅次于辨病论治典范"肺痿"的10个方剂。

可是，现代中医由于《中医内科学》漏掉这个重要的病在筋骨的"小病"，所以我们对老百姓反复说到的"湿气重"视而不见、听而不闻，也就失去了治未病的思路和方法，殊为可惜。

其实在西医还没有确切证据前的这些"亚健康"状态才是中医有看法、有办法治未病大展宏图的时候。真正邪气深入到了脏腑，中西医往往都没好办法了。徐灵胎的《兰台轨范·湿》除了罗列张仲景上述6个方剂外，还提到了朱丹溪的二妙散，并谓："在表之湿当散之，在里之湿当燥之，诸方之意，不外乎此。"其后还列出黑地黄丸，当是心里已有"燥湿相混"而笔下所无吧。

第十二节　独活寄生汤

独活寄生汤出自《备急千金要方·卷第八》，由独活、桑寄生、杜仲、牛膝、细辛、秦艽、茯苓、桂心、防风、川芎、人参、甘草、当归、芍药、干地黄共十五味药组成，具有祛风湿、止痹痛、益肝肾、补气血的功效，是中医治疗腰背痛、四肢关节疼痛的效方。

我在多年的肿瘤临床中，应用独活寄生汤确实缓解了不少骨肿瘤以及癌症骨转移患者的疼痛，延长了生命，提高了生活质量。因为抓住了风邪这一主要矛盾，所以独活寄生汤实质上具有了现代意义上的抗肿瘤作用。

癌症骨转移的疼痛是肿瘤患者最难忍受的症状之一。我认为，寒邪在癌症发生发展中意义深远，寒邪致病的最大特点是疼痛，因寒主凝涩，寒主收敛，影响气血运行，不通则痛。独活寄生汤则符合癌症骨转移疼痛的基本病机。

验案：66岁的男性患者，因甲状腺癌骨转移，进行同位素治疗，有一定疗效。3个月前疼痛加重，行腰骶部局部放疗，疼痛缓解。近1个月来疼痛加剧，腰部及左下肢骨痛难忍，下肢冰冷抽麻，弯腰、咳嗽时疼痛明显。

诊见舌质淡，舌苔薄，脉弱。此属癌毒入骨，筋骨受损，寒凝经络，肝肾亏虚。法当益肝肾，补气血，止痹痛，佐以抗癌。

方以独活寄生汤加味：

独活 12 克	桑寄生 12 克	杜仲 12 克	牛膝 12 克
细辛 9 克	秦艽 12 克	茯苓 12 克	肉桂 3 克
防风 12 克	川芎 12 克	当归 12 克	白芍 12 克
熟地黄 24 克	鹿角霜 18 克	穿山甲 5 克	延胡索 12 克
骨碎补 12 克	黄药子 6 克		

6剂，每日1次，水煎服。

服药后疼痛缓解。一年中前后复诊15次，基本以上方为主，有效地减轻了患者的痛苦。

值得一提的是。瞑眩反应在独活寄生汤应用中腹泻出现的频率最高。"瞑眩"一词最早来源于《尚书·说命篇上》："若药不瞑眩，厥疾弗瘳。"孔颖达疏曰："瞑眩者，令人愤闷之意也。""愤闷"就是不舒服的意思。

《伤寒论》里关于"瞑眩"有很多条文，如"服药已，微除，其人发烦目瞑，剧者必衄，衄乃解"，又如"三服都尽，其人如冒状，勿怪，即是术、附并走皮中，逐水气未得除故耳"。

尤其是第278条为我解开了本无泻药服后腹泻的谜："伤寒脉浮而缓，手足自温者，系在太阴。太阴当发身黄；若小便自利者，不能发黄。至七八日，虽暴烦，下利日十余行，必自止，以脾家实，腐秽去故也。"正应了那句"平淡至极，就是神奇"，这是我的名言。

独活寄生汤的止痛作用超出我们的想象。我在青海给一个痛经患者应用此方，效果神奇，她找出我开的原方给她表姐用，同样神奇，多年宿疾，一方收效，本案在我的公众号有详述，也将在《王三虎经方医案·杂症篇》中与大家见面，此不赘述。

台北杨医师2021年10月29日微信："王医师您好！常常看您的文章，非常受鼓舞！不知能否请您为我开方？

目前我住在台湾宜兰。没有什么大病，就是常常舌上有地图舌，舌尖及右侧常常破，辛辣饮食就有点痛。右侧扁桃体较大，有一点硬，常常长结石。左侧则完全正常。因为年幼时，右脚受伤，两腿高低相差2cm，常常拉筋，未有腰酸背痛现象。

最近半年，右侧胸骨下压痛，弯腰，侧身，也会有痛感。吃了一些中药，如清咽利膈汤，柴胡疏肝汤，清热解毒的草药等，初起有效，再来就又恢复原状。最近泡温泉，右侧胸骨胀痛有减轻。舌头问题一如既往，反反复复，未见改善。正排西医腹部超声波检查，看看是否有胆结石。不知是否有幸得到您的良方！感激不尽！"

我的处方：

黄连 12 克	肉桂 6 克	独活 12 克	桑寄生 12 克
秦艽 12 克	防风 12 克	细辛 3 克	川芎 12 克
当归 12 克	生地黄 20 克	白芍 20 克	茯苓 12 克
杜仲 12 克	牛膝 12 克	人参 6 克	甘草 12 克
射干 12 克	木蝴蝶 12 克		

2021 年 11 月 18 日收到短信："王教授！跟你报告一个好消息，我吃完 3 剂药，第 4 剂才吃一餐，今天工作的时候就发现转动时右肋下疼痛不见了，我还有点不相信，左转右转，拉伸，都没有疼痛感了，好像它不曾发生过。

要知道它困扰我大半年，换了 3 位中医，中医都在治我的肝。而后我改西医，看了 2 位西医，X 光、腹部超声波，验血还验了 2 次，都说肝胆肾没有问题。但工作时，转动就是痛。想不到真的很有福报，王教授 3.5 剂药就药到病除了。

我其实没有很认真在吃药，常常出门工作忘记带水煎药在身边。头一剂，我吃了 3 天，因为水放太多。第 2 剂才开始比较认真地熬中药，也是一剂药吃 2 天，一天吃 2 餐，第 3 剂药，一天三餐。第 4 剂药吃一餐，今天工作时就觉得怎么不痛了，还以为自己产生错觉了……当看到人参、当归、茯苓和黄连，我就很高兴，也很感动，觉得王教授真的很有慈悲心，真心在关心患者的身体！想一想，要是我认真吃药，岂不是 3 剂药，3 天就解决了 6个月的病痛！说世间有神医真的不是假的，不是一虎二虎乃三虎也！"

昨天晚上听王教授微信上讲经方，听到睡着，今天开车也一路听了半小时，中午工作时发现疼痛消散，到现在也没有了。今天中午后辟谷 24 小时，所以没有再吃药。后面会继续把 7 剂药吃完，舌头问题还没有好，毕竟 3 ~ 4 年的顽疾，应该不会 7 剂药就好吧！

这几天我研究自己的药方是独活寄生汤加黄连、射干、木蝴蝶，熟地黄换成生地黄凉血。独活寄生汤益肝肾，补气血，主治风寒湿三证，我其实不觉得自己寒，不过现在我是信了，因为才想起来舌头颜色是偏暗的，确是有寒。湿可以理解，我的舌头边缘有齿痕，平常就是会忘记喝水。风，就不了解了。"

2021年12月8日收到短信："王教授！独活寄生汤加味我买了21剂，吃了18剂，还有3剂没有吃完，右胸肋内转动牵引痛感明显好转，应该有八九成了，现在是早晨醒来觉得右侧胸肋下闷闷的，有一点胀，起来运动后即缓解。还有就是，最近有时感觉心跳比较快，它快起来，我就要躺下来休息，怕自己会昏倒，也都在晚上，睡一觉就好了。（这个不知道是我工作太累还是其他，也刚刚好都是在工作下班的当晚）

这一两年来，曾突然昏倒失去意识好几次。有一次是听某位药师的建议，便秘去吃养肝清毒丸，连吃5天，又遇到经期，晨起上厕所，就突然心跳加速，恶心，直接失去意识，倒在床边地板上，醒来冒一身冷汗，又恢复正常。后来我就比较注意自己的情况，心跳快起来我就去睡觉或吃些糖。之前睡觉脖子周围常常出汗，半夜衣服都会湿，吃药之后，现在完全没有了。大便比之前正常，较有形，颜色很深，应该是服用草药的关系。请问您，剩余3剂药还是继续吃完吗？另外，我的舌头问题，我录了视频给您，麻烦您再看看，赐个良方！"原方加桔梗12克，继续。

2022年3月26日杨医师给我介绍了一对夫妇网诊，我顺便问她的近况，第二天收到短信："感谢王教授挂念！不好意思，我没有很认真地服药。断断续续吃了57剂。

目前的情况是：①右侧转动疼痛的情况基本好转。有时如果开车开比较久，会有一些胀胀的。②舌头上的花剥苔也有改善，前一段时间有恢复正常1～3天，让我高兴了一下，不过后面就又开始了。目前花剥苔主要集中在舌尖，舌根处的花剥苔自从吃药后，没有再出现。③右侧扁桃体肿物：目前没有动静，感觉它很顽固。

月经来2次都是一点也不痛，很顺畅，感谢王教授的经方的功劳，因为平常我每个月一定要给自己刮任脉和肚子，不然经期就会有些痛的，而这2个月我都没有刮。我觉得这个经方除了比较苦以外，长期吃没有什么副作用，而且对身体的改善是循序渐进式的。家里还有6剂药，后面会继续吃。"

第十三节　三说牡蛎泽泻散

张仲景265首经方，三分之一被津津乐道，三分之一被常常提起，三分之一则默默无闻。牡蛎泽泻散就属于后者。尽管《王解经方80首》也没有包括牡蛎泽泻散，但在"王三虎"公众号已有六篇文章提及。

2022年2月24日主题论述《牡蛎泽泻散》之后，我留言："值得提出的是，方中的商陆，给我很大启发。因为张仲景是用于大病瘥后，虚人可用，应该是毒性不大，量也不必拘谨束缚。所以，癌症水肿，尤其是肢体肿胀和腹水，我用10～30克，药性平稳，效果显著。如此说来，经方是金标准，亦步亦趋可矣。"

4月8日杨保社写的日记《风轻云淡地畅谈，皆是临床真灼见》："翟女士，57岁。直肠癌术后下肢水肿，多次来诊，炙商陆用到40克。效果不错，无不良反应。"

5月5日柴方珍写的日记《临床跟诊学经方，会心一笑心眼亮》中提到"在广行中医门诊部跟诊时，有位复诊女士引起了我的注意。这位女士3年前有宫颈癌史，自述现在饮食好，睡眠好，样样都好，可就是大便干燥，腿肿，腹股沟时时向外渗液，甚至连内裤都湿透，并在主诉时将这句话重复了两遍。"其后来诊，效果非常好。

最新病例：张女士，71岁，于2022年10月3日初诊于西安市天颐堂中医院。直肠癌术后10个月，腹腔转移3个月，会阴肿3个月。化疗8次，放疗28天。腹腔引流10天，抽4000毫升。每天渗出，下肢肿，大便7～8次/日，肛门下重，食则腹泻。舌淡红，苔白，脉沉。方用牡蛎泽泻散加味。8剂。

2022年10月10日复诊，自述服药3天后大效，会阴肿消了、精神好转如常人，腹部变软，渗水消失，引流管自动脱落，大便7～8次/日，肛门下坠，舌红苔白，脉弦滑。全身皮肤痒范围缩小至腰周，夜间口干，两三天消失。效不更方。

处方：

薤白 15 克	枳实 30 克	椿皮 15 克	刺猬皮 15 克
麻黄 10 克	苦参 15 克	黄芩 12 克	生地黄 30 克
人参 15 克	牡蛎 20 克	泽泻 15 克	海藻 30 克
商陆 30 克	天花粉 30 克	槐米 30 克	地肤子 15 克
荆芥 12 克	防风 12 克		

14 剂，水煎服，每日 1 剂。

除了商陆，海藻之用也有可道者。十八反中，"藻戟遂芫俱战草"，为什么反甘草？甘草的蓄水作用和利水之药相抵消。海藻排在大戟、甘遂、芫花前列，利水作用不可小觑。《神农本草经》谓海藻"下十二水肿"，可谓语重心长。所以，我浮沉医林五十年，最大经验就是回归经典。

第十四节　柴胡桂枝干姜汤

柴胡桂枝干姜汤出自《伤寒论·辨太阳病脉证并治下》。我在"结胸病是恶性肿瘤的胸腹部转移"这个前提下看，辨太阳病脉证并治上是伤寒本证，中是兼证，下是先讲癌症。所以从辨太阳病脉证并治一开始的第 128 条"病有结胸，有藏结，其状何如"之问，到第 142 条都是论结胸病的。其后第 143 条到第 145 条是论热入血室，从病位上可予以区分鉴别。

第 146 条的柴胡桂枝汤证是"心下支结，外证未去"，第 147 条则是外证未解而用下法使病邪入里微结的病证："伤寒五六日，已发汗而复下之，胸胁满，微结，小便不利，渴而不呕，但头汗出，往来寒热，心烦者，此为未解也，柴胡桂枝干姜汤主之。"其中的"微结"颇有深意，应该说是与肿瘤相关，也就是现在所谓的癌前病变，但较轻微，不像第 167 条已成不治之症："病胁下素有痞，连在脐旁，痛引少腹至阴筋者，此名脏结，死。"

从成因来看，也与结胸病相似，"已发汗而复下之"。从症状上来看，阳虚水凝所以"胸胁满，微结，小便不利"，热邪熏蒸，消耗津液，所以"渴而不呕，但头汗出……心烦"，已有寒热互结之象。"往来寒热"也是寒热交争的表现。

"善治者，治皮毛"，失治误治、小病就是大病的引子。仲景虽未明言，用心昭然若揭。这就像先讲恶性肿瘤，然后再讲肿瘤与上皮增生，对比强烈，有小病不可小觑之意。这一点，不知特别讲究伤寒条文排列意义的刘渡舟教授在天之灵以为然否。

我在临床上，把柴胡桂枝干姜汤作为肝胆胰脾恶性肿瘤黄疸晚期的主方。因为这些肿瘤进展至晚期，肝胆湿热瘀毒未尽而中焦阳气已亏，或者说由湿热向寒湿转化，形成寒热胶结的局面，也可以有阴虚和水停的燥湿相混状态。这是继小柴胡汤合茵陈蒿汤（我在此基础上创制软肝利胆汤）应用后出现的一个特殊证型。这也是我从辨病的角度，对不同病程证型转化规律的大体观察之一。

再分析柴胡桂枝干姜汤的组成。本方是由小柴胡汤演化而来，加牡蛎是小柴胡汤方后"若胁下痞硬，去大枣，加牡蛎"的意思，胁下痞硬不就是肝胆脾胰的肿瘤嘛。加瓜蒌根是"渴者"必选，而渴是热的结果。

这样看来，桂枝、干姜散寒，黄芩、瓜蒌根清热，两两相对，用于寒热胶结。桂枝化气行水，瓜蒌根生津止渴，也有润燥并用之意。这样熔寒热润燥于一炉，不用甘草调和不行。

当然，柴胡作为君药，主要作用在病位上当仁不让，《神农本草经》谓之"主心腹肠胃中结气，饮食积聚，寒热邪气，推陈致新"，短短 20 个字，除"主"字和抽象的"推陈致新"外，几乎都能在我上面的论述中找到影子，岂非偶然。

第十五节　大承气汤治疗肝癌脑转移昏迷

2020年10月12日下午下班前，渭南市中心医院，我应家属邀请到神经内科ICU为肝癌昏迷的曹先生开中药。

75岁的老先生，平素体健，3天前突觉不适，到本村医疗站后即昏不知人，随即急诊入院，确诊肝昏迷，原发性肝癌脑转移。我想这可真是晚期的晚期，还有治疗的意义吗？但盛情难却，勉为其难。

诊见：昏不识人，牙关紧闭，面色晦暗，舌质暗红无津，舌苔黄厚燥，脉滑实有力。腹部痞满坚硬，大便干结须开塞露。此痞满燥实坚，大承气汤证谛也。放胆应用，或有一线生机。乃开颗粒剂：大黄30克，芒硝30克，厚朴30克，枳实30克。7剂，开水冲化，适温灌肠。

10天后接到家属电话，谓灌肠后逐渐有燥屎排出，3天后清醒。随即到西安再诊，结果相同。乃再求中医中药。我的辨病经验是用大柴胡汤加味，开颗粒剂如下：

柴胡12克	黄芩15克	姜半夏30克	生姜18克
大枣30克	枳实15克	大黄12克	白芍30克
延胡索30克	栀子12克	人参15克	炙甘草12克
黄连9克	预知子12克	竹茹15克	陈皮15克
鳖甲20克	煅牡蛎15克	垂盆草30克	金钱草30克
鸡内金30克			

每日1剂，温化二三次分服。

2020年11月12日渭南中心医院名医馆下班后，我应邀到患者家中出诊。患者对答如流，略显乏力，食欲尚可，大便溏泻，下肢浮肿，舌暗淡，苔薄黄，脉弱。脾虚象显，嘱停原方备用。取四君子汤、参苓白术散、柴胡桂枝干姜汤意，先开3剂汤药：

白术12克	茯苓20克	薏苡仁30克	山药30克

人参 15 克	黄芪 20 克	白扁豆 30 克	猪苓 20 克
鸡内金 15 克	麦芽 18 克	柴胡 12 克	干姜 12 克
桂枝 12 克			

再寄颗粒剂 20 剂：

柴胡 12 克	黄芩 12 克	姜半夏 12 克	生姜 18 克
大枣 30 克	枳实 15 克	人参 10 克	炙甘草 12 克
鳖甲 20 克	煅牡蛎 15 克	垂盆草 15 克	金钱草 15 克
鸡内金 30 克	乌梅 12 克	山药 20 克	薏苡仁 30 克
茯苓 12 克			

每日 1 剂，温化二三次分服。

2021 年 7 月 11 日得到消息。该患者已停药 4 个月，几如常人。

按语： 学用《伤寒论》四十余年，我对阳明三急下、少阴三急下感慨尤多。"但欲寐"作为少阴病提纲，实质上就是浅昏迷。所谓"呼之则精神略振，须臾又恍惚不清"，深昏迷则呼之不应，当在情理之中。尝云"实在阳明，虚则少阴。"

实际上心肾衰竭的休克性少阴病用四逆汤回阳救逆者有之，腑气不通、毒邪上泛、心神被蒙昏不识人的少阴病也有之。仲景云："谵语者，实也。""实则谵语，虚则郑声。"言犹在耳。今方证相符，自信随生。效果出奇，谁非老天之厚我云。

第十六节　膏方组方的方法要诀

——肿瘤科膏方应用体会

膏方由于适用范围广，服用时间长，制作成本大，技术要求高，所以在组方上就颇为讲究，在辨病辨证准确的前提下，更需要立法恰当，选药精炼，用心揣摩，仔细斟酌，方成知约，才能和缓取效，渐臻佳境。我总结的组方要诀如下。

一、补而不滞

补益是膏方临床应用的主要方面，不论补气、补阳，尤其是补气，要把握补而不滞的要诀，这样方能既利于身体吸收利用，又无壅滞不适的弊端。如人参就是第一大抗癌药，在肿瘤临床几乎人人不可离此君，一日不可离此君，而且用量也较大。

为了趋利去弊，经常要和陈皮相伍，大约是人参陈皮十比一，若考虑到方中往往还有其他膏滋药，所以陈皮在 6 ～ 10 克即可。通补相兼，动静结合。

二、泻而不伤

肿瘤以本虚标实为基本病机，用药多半补泻兼施，既要补而不滞，又要泻而不伤，补虚祛邪，恰到好处。一是判断虚实的程度，把握补药和泻药的比例，二是泻药的选择上尽量要和缓，避免峻猛伤正之品，特别是泻药的药量不能太大。

我自拟的用于腹部肿瘤久攻不消、盘根错节、残留未尽的棱莪六甲膏，就是由以下药味成方：

三棱 10 克	莪术 10 克	蒺藜 30 克	枳实 10 克
生牡蛎 20 克	鳖甲 20 克	龟甲胶 30 克	海螵蛸 20 克
瓦楞子 20 克	海蛤壳 20 克	人参 6 克	山药 15 克
白术 10 克	生地黄 30 克	陈皮 6 克	蜂蜜 30 克

方中三棱、莪术理气活血，消积散结为君药，蒺藜、枳实辅助君药理气消积，为臣药，生牡蛎、鳖甲、龟甲胶、海螵蛸、瓦楞子、海蛤壳软坚散结中又泻而不伤之意，人参、山药、白术补气健脾中又有祛邪外出之意，共为佐药，生地黄养血通痹，和蜂蜜都有监制诸药燥热之性的含义，陈皮行气为使，则达到补而不滞的效果，共奏软坚消积、扶正祛邪之功。

三、滋而不腻

膏方也叫膏滋，滋补为长，血肉有情之品、多汁厚液之品常用。要避免碍脾腻膈之弊，尤须配伍燥湿爽脾之药。如经方麦门冬汤中的麦冬半夏相配伍，猪苓汤的猪苓阿胶相配伍，黄连阿胶汤的黄连阿胶相配伍，还有时方的熟地黄与苍术、玄参与苍术等都可借鉴。

我自拟的治疗肺癌稳定期偶见咳嗽、气短、口干、乏力的九味润肺膏中，就在以阿胶、麦冬、西洋参、黄精、蜂蜜为主的基础上，配以海浮石、法半夏，起到滋而不腻的效果。

处方：

阿胶 15 克	麦冬 20 克	西洋参 10 克	黄精 15 克
蜂蜜 20 克	海浮石 15 克	法半夏 10 克	瓜蒌皮 15 克
杏仁 10 克			

当然，选择一些性兼两长、左右逢源的特别药物也很重要。山药就是治疗"燥湿相混致癌"的代表药物。正如张锡纯《医学衷中参西录》所谓："山药之性，既能滋阴又能利湿，能润滑又能收涩。是以能补肺补肾兼补脾胃。"并誉之"滋补药中成为无上之品，特性平和，宜多服常服"。土茯苓就在利湿化浊中有补肾之功，所以，久享盛誉的龟苓膏就是用龟甲和土茯苓相配伍，达到补而不滞，滋而不腻的效果。

四、寒而不凝

对于阴虚火旺、火热内生的患者，清热泻火药在所必用。但要掌握原则，在用量上不宜过大，配伍上要适当用些温药，做到寒而不凝，渐次取效。一则防止泻火过度，凉遏冰伏，邪热反不易解；二则恐长时间用药，脾胃受伤，不利于长治久安；三则肿瘤患者往往是寒热错杂或寒热胶结的病机，所以古人有"痞坚之下，必有伏阳"的见解，我有"寒热胶结致癌论"。不知道这一点，往往造成热邪未已、寒证复起的难堪局面。

五、温而不燥

寒邪是恶性肿瘤的重要病因，"因寒故痛也"，所以癌症的疼痛是刻骨铭心的。温阳散寒是抗癌止痛的重要法则。当时正如前述，癌症往往是寒热胶结的产物，热药又易伤阴耗津，用药时一定要做到温而不燥。方法是配一些秦艽之类温而不燥的药物，或生地黄、白芍之类滋阴、养阴药，监制其大队药物的燥性，才能适应癌症患者或其他慢性病患者复杂多变的实际。

我自拟的治疗恶性肿瘤骨转移、多发性骨髓瘤等以腰膝酸软、筋骨疼痛为主症的三胶壮骨膏就用了秦艽、生地黄、白芍来抑制大队温热散寒药的燥性。

处方:

龟甲胶 30 克	鹿角胶 20 克	阿胶 10 克	肿节风 20 克
桂枝 12 克	防风 10 克	杜仲 10 克	桑寄生 10 克
骨碎补 10 克	续断 10 克	山药 20 克	生地黄 30 克
当归 10 克	川芎 10 克	秦艽 10 克	白芍 10 克
土茯苓 20 克	炙甘草 10 克	蜂蜜 20 克	

六、和而不同

肿瘤患者和许多疑难病患者一样,往往面临许多不适,病情复杂,用药也就显得繁多而庞杂了。这是由病情决定的,不足为奇。张仲景总算是用药精炼的典范了吧,但他治疗胁下痞块、癥瘕积聚的鳖甲煎丸就用了27味药,大有韩信将兵多多益善的气度,关键是要把握和而不同的要诀。

怎样才能和而不同呢?实际上在熬制膏药的过程中,久煎就已经具备了这种调和诸药的意思了。不然,以和解出名的经方小柴胡汤为什么要"以水一斗二升,去滓,再煎取三升",寒热并用的半夏泻心汤、甘草泻心汤、生姜泻心汤为什么都要"以水一斗,煮取六升,去滓再煎,取三升"?去滓再煎的过程就是调和药性、和而不同的过程。

从这个意义上说,肿瘤患者的稳定期、恢复期,要防止复发转移,膏方实在是一个不可或缺的剂型。古代命名或应用膏方者多为外贴剂型,用于内服者不多,膏方的意境往往体现在"煎"这个剂型上。唐代的《新修本草》《备急千金要方》,宋代的《太平惠民和剂局方》《普济本事方》中"杏仁煎""地黄煎""枸杞煎""木瓜煎"等,实际上就是膏方了。

张景岳自拟治"男妇气血大坏,精神失守危剧等症"的大补元煎,自云"此回天赞化,救本培元第一要方",值得深思。若再想想战国时代的医家医缓、医和的大名,就不难看出古代医家以缓和、平和、和谐为要的拳拳寓意和诊疗风范。

食疗保健

第五章

第一节　读古籍悟养生

一、量力而行

现在社会上注意养生的人不少，知道养生一词最早出自《庄子》的不多；运用庖丁解牛一词的人很多，知道庖丁解牛是《庄子·养生主》以寓言形式说明只要有游刃有余，运用这样的技术才能杀牛不费刀，才能在社会、工作、生活中不伤人，才能快乐工作，实际上这样就达到了养生的最高境界的人太少。曲高和寡，良苦用心，此之谓也。

这和《老子》所谓"不失其所者久"是一个问题的两个方面。不失其所者久是说一个人的能力和你所从事的工作相匹配就能长久，自然也就少生病，不生病而享天年了。而群经之首《周易·大有卦》所谓"大车以载，积中不败"其实也是这个意思。核定 20 吨的车，装个 15 吨跑，没问题，若是老超载，不出问题才怪。人如果经常超负荷工作，再多的养生方法都是白费。还是要听古人言，要想长远，量力而行。

二、无犯王法

张仲景不仅是早期提出"以养其生"的医家，更是非常重视刑事犯罪对健康和生命影响的医家。把"更能无犯王法"，作为平素预防"禽兽灾伤，房室勿令竭乏，服食节其冷热、苦酸、辛甘"等方法之首，认为只有这样才能"不遗形体有衰，病则无由入其腠理"。在《内经》名言"法于阴阳，和于术数，食饮有节，起居有常，不妄作劳"养生观的基础上进了一大步，提出了作为的人类社会一分子的个体，必须服从于整体的大整体观，意义重大，古今皆然。

这是他经历官场风雨变幻、触目惊心之后的愤世嫉俗之言："但竞逐荣势，企踵权豪，孜孜汲汲，惟名利是务，崇饰其末，忽弃其本……而进不能爱人知人，退不能爱身知己，遇灾值祸，身居厄地，蒙蒙昧昧，蠢若游魂。

哀乎！趋世之士，驰竞浮华，不固根本，忘躯徇物，危若冰谷，至于是也。"触犯法律，胆战心惊，惴惴不安，心神涣散，正气亏虚，防线失守，百病丛生。正如《灵枢》所谓："愁忧恐惧则伤心。""悲哀愁忧则心动，心动则五脏六腑皆摇。"

三、养慎避风

防风避风是古人养生防病的一个重要观点。《灵枢·九宫八风》说得非常明白："故圣人避风，如避矢石焉。"《素问·生气通天论》有"故风者，百病之始也。清静，则肉腠闭拒，虽有大风苛毒，弗之能害"。《金匮要略·脏腑经络先后病脉证第一》若人能养慎，不令邪风干忤经络"，那就是上策了。防风避风就是治未病，就是预防百病，这是上工干的事啊。

第二节　忌口

孙思邈《备急千金要方》云："凡有脏腑积聚，无问少长，须泻则泻；凡有虚损，无问少长，须补即补，以意量凡服痔漏痔等药，皆慎猪鸡鱼油等味，至瘥。"

"凡诸恶疮，瘥后皆百日慎口，不尔即疮发也。"

"凡服药，皆断生冷酢滑，猪犬鸡鱼，油面蒜及果实等。"

"凡饵汤药，其粥食肉菜皆须大熟。熟即易消，与药相宜。若生则难消，复损药力。仍须少食菜及硬物，于药为佳，亦少进盐醋乃善，亦不得苦心用力及房室喜怒。是以治病用药力，唯在食治将息得力，大半于药有益。所以病者务在将息节慎，节慎之至，可以长生，岂惟病愈而已。"

第三节　节食

肥胖症是一种慢性病。据世界卫生组织估计它是人类目前面临的最容易被忽视，但发病率却在急剧上升的一种疾病。我就是肥胖症的受害者，而且有过胜仗史。

据本人日记载："1994 年 5 月 14 日，晴，星期六。近日节晚食，增加运动量以减肥，体重已由 85 千克下降到 69 千克，由此精神倍增，思维敏捷，似又回到 10 年前的心血来潮时代。昨晚 11 点到凌晨 2 点奋笔疾书，将几年来的实践与探索写成'阳痿从湿热论治四法'一文。"

只可惜事过境迁，好景不长，体重日渐增长，最高竟达 87 千克。今日体检已有血糖偏高的警示，使我不得不下再次减肥的决心。回想这十几年来，何尝不愿减肥，大概一是胃口太好，吃嘛嘛香，二是吃饭太快，一不留神就过量，三是没有一个合适的理论指导。今读《易经·节卦》，颇有会心之乐，愿共享之。

《易经·节卦》就是讲节约、节省、节制的。首先讲不节的主因在己，"不节之嗟，又谁咎也"。这还真说到我的病上了，完全是自找苦吃嘛，怨谁呢。问题是怎么才能有效持久地减肥并保持成果呢。《易经·节卦》："安节之亨，承上道也。""甘节之吉，居位中也。"由"安节"到"甘节"是一个质的飞跃。说的是要心安理得地节制，心甘情愿地节制，达到以节食为乐、以节食为荣的地步。而不是急功近利、迫于无奈的临时动议。

这就像读书学习"知之者不如好之者，好之者不如乐之者"，若读书学习，如嗜蔗饴，乐此不疲，就是很高境界了。落实到节食上就是真正体会到节食的必要和好处，自觉自愿，以节食为乐，以节食为荣，而且要适可而止，循序渐进，自然而然，不能三分钟的热度，转瞬则过眼云烟。

正应了农村老人的话"不怕慢，只怕站"。也就像我们并不提倡头悬梁、锥刺股那种以损害学习者身心健康为代价且不讲究效益的苦学方法一样,《易经·节卦》的"苦节贞凶,其道穷也"就提供了反面教材。让我们以张之洞写的对联"无求便是安心法,不饱真为却病方"共勉吧。

第四节　烟之功过

当戒烟成为当今社会重要议题的时候,读古人对烟之功过的认识,别有洞天。明末医家蒋示吉,江苏古吴(今苏州)人,多有著述,以《医宗说约》影响最大,至今已经翻印了40余次。而短篇心得及经验之谈的《医意商》一书,已收录在《海外回归中医善本古籍丛书·第一册》。

其中"商烟性烟毒以补本草之未备"一节,谓:"烟气味俱辛,性热有毒,入手太阴、足阳明二经。善治凝寒,能解瘴气,最消雾……自明季西洋人而以其种带至中国,至今处处有之而盛行焉。其所以盛行者,借火力而行药势,辛先入肺,遍走经络,微风暴寒,立可吹散。又能强行营卫,骤开闭塞,寒者使之暂热,饥者使之暂饱,倦者使之暂健,车尘马足之下,风雨霜雪之中,用少而功速者,莫此为便,故喜之者众也。"

蒋示吉探究烟性烟毒,为的是补本草之未备,把烟当作一味药来看,并不主张常人嗜烟。所以他说:"殊不知投之有病者,虽有热毒而病当之矣。若平人而酷好之,恐有顷刻之乐而为终身之患也。"究其为害之因,他说:"醇酒厚味尚能发热,参苓白术过则害,何况此燥热之气哉?但用之既少,功微而毒已微;积之既久,功去而毒仍在,其害实非浅鲜也。"全面认识,客观评说,难能可贵。

蒋示吉探究烟性烟毒,为的是寻找解烟毒之方法。其一,砂糖。云:"烟筒为烟煤所塞,用砂糖泡汤淋之,其煤尽消,盖治烟毒之药,必加砂糖矣。"其二,槟榔。"北人曰槟榔解烟毒亦验。"其三,泥浆水。"总之,热毒发狂,用泥浆水和药服,万物归于土而性解,用之亦可。"

一滴水可以反映太阳的光辉,一篇文章可见作者的功力,此其例也。《临证指南医案·吐血》"烟辛泄肺"之说,可为之佐证。

经方医话·感悟篇

王三虎

第五节 酒之功过

酒为百药之长，正应了"是药三分毒"的古训。以酒为浆，何异于以药当饭，用其治病，另当别论。

《景岳全书·虚损》："酒本狂药，大损真阴。惟少饮之未必无益，多饮之，难免无伤，而耽饮之则受其害者十之八九矣。"

《饮膳正要》谓酒"少饮为佳，多饮伤形损寿，易人本性，其毒甚也。饮酒过度，丧生之源"。

《本草纲目》云："少饮则活血行气，壮神御寒，消愁遣兴；痛饮则伤神耗血，损胃亡精，生痰动火。"又说："过饮不节，杀人顷刻。"

《临证指南医案·吐血》也有"酒热戕胃"之说。

朱震亨对酒的毒副作用论述甚详，谓："本草止言酒热而有毒，不言其湿中发热，近于相火，大醉后振寒战栗者可见矣。又云酒性喜升，气必随之，痰郁于上，溺涩于下，滋饮寒凉，其热内郁，肺气大伤。其始也病浅，或呕吐，或自汗，或疮疥，或鼻齄，或泄利，或心脾痛，尚可散而去之。其久也病深，或消渴，或内疽，或肺痿，或臌胀，或失明，或哮喘，或劳瘵，或癫痫，或痔漏，为难名之病。"

从正面看，《新修本草》载酒"主行药势，杀百邪恶满毒气"。陶弘景曾举例盛赞酒的好处："大寒凝海，唯酒不冰，明其热性，独冠群物。药家多须，以行其势。人饮之，使群弊神昏，是其有毒故也。昔三人晨行触雾，一人健，一人病，一人死。健者饮酒，病者食粥，死者空腹。此酒势辟恶，胜于食。"陈藏器关于酒能"消忧发怒，宣言畅意"的论点很符合实际，也是酒在心理疾病上的应用指征。《本草纲目》所附有名药酒如鹿茸酒达69种之多，基本用于活血补虚、祛风散寒、止痛通痹等方面，值得我们开阔眼界，挖掘推广，造福人类。不至于像猴子掰苞谷一样，新药层出不穷，但遗漏了实在不应忘却的百药之长。

我体会酒行药势，通血脉之功是不可没。著名的炙甘草汤就是用酒七、水八的比例煎药的。只不过张仲景用的是"清酒"，类似现代的醪糟。而另一个名方瓜蒌薤白白酒汤，用"白酒七升"煮药。不管是清酒还是白酒，酒精度都很低。现在应用，能饮者可加白酒适量，不能饮者可加葡萄酒适量。

除心脏病，难病、急病，酒也大有用武之地。陈延之《小品方》对于服寒食散产生的多种副作用就常常用酒，如"或有气断绝不知人时蹶口不可开，病者不自知，当须旁人救之，要以热酒为性命之本，不得下者，擗去齿，以热酒灌含之，咽中塞逆，酒入复还出者，但与勿止也，出复内之，如此或半日，酒下气通乃苏"。这恐怕是没有鼻饲条件下最使用的急救方法了。

值得骄傲的是，我的同学郭平对"酒阴症"多有研究，撰有专文，发前人之所未发："酒阴症系指饮酒者酒后当风受寒，或沐浴冒雨，或醉卧于寒冷潮湿之地后，出现寒热时作，汗出不止，头身困重，少气乏力，胸闷呕恶，口苦咽干等一系列症状的病症。本病病理变化大多是既有外感表证又兼有里湿热证，或兼有气阴不足等不同证情。"

因此，治疗本病须以和解为法。属太阳表证者以调和营卫，佐以祛风散寒为治。方以桂枝汤加苏叶、藿香、苍白术、茯苓、葛根等药为主。属少阳证者则以和解表里为法，方以小柴胡汤加减。脾胃湿热证总以祛湿清热、健脾和胃为法。湿重于热者选三仁汤合平胃散化裁；热重于湿者以甘露消毒丹加减。至于其他变证，又当随证施治，不可拘泥一方。

《海外回归中医善本古籍丛书·医意商》也持反对饮酒过度的态度，但对天生善饮之人也有客观分析，谓："酒后多汗强饮则胃受之……酒后多尿则小肠膀胱受之……惟胃与小肠膀胱受者，汗则从表而散，尿则从便而除，虽多饮也能终其天年。古之所谓酒中仙者以此乎？"

第六节　都是瓜果惹的祸

多少年来，社会上包括医生，常说：多食水果，有益健康。人云亦云，渐成共识。我以为，此语偏颇，有误导大众之嫌。或者，现在好多疾病就是多食瓜果造成的。寒凉性瓜果伤脾胃，温热的瓜果助热毒。让我以案例说话吧。

两年前我在西宁看的一个慢性腹泻患者，我说你是瓜果吃多了，结果不幸言中，她就是卖水果的。物美价廉，不亦乐乎。结果以理中汤温脾胃之阳，一剂泻止。近日微信提及，勾起我的回忆与思考。古人将瓜果生冷相提并论，强调其易伤脾胃之阳，而今瓜果种类繁多，常有反季节者，助热成毒者有之，上热下寒者有之，不可一概而论。当时写的病历如下：

蔡女士，41岁。2020年7月29日西宁市第二医院初诊。

主诉：大便不成形二三年。

刻诊：乏力，肠鸣。遇冷腹胀痛，得热则减，目眩，目黏，食可，月经量少，经来头昏，前胸出汗。太阳经头痛，下颌疖。肠镜（−），舌淡，苔白，脉沉。

病属腹泻，证系多食瓜果，中焦虚寒，风邪入里，化热成毒。

理中汤加味：

| 干姜15克 | 炙甘草10克 | 党参12克 | 白术15克 |
| 防风6克 | 菊花10克 | 桑叶10克 | 土茯苓20克 |

7剂，水煎服，日1剂。

2020年9月25日二诊：服药7剂，大便成形，偶腹胀，尿热，尿痛，少腹隐痛，面黄，左耳热，头发油，舌淡红，苔薄，脉滑。上方加黄芩10克，厚朴10克。7剂。

2021年5月10日三诊：间断服上方，少腹偶胀，尿痛，面有暗斑，自觉症状大有好转，目眩，舌暗淡，苔薄，脉弦。

证属血水互结，当归芍药散加味：

当归12克	赤芍12克	川芎12克	泽泻12克
茯苓12克	白术12克	蒺藜12克	菊花12克
白芷12克	桑叶12克	栀子12克	乌药12克

14剂，水煎服，日1剂。

2022年7月19日微信："太谢谢您了！我第一次是大便不成行，您一剂药就解决了几年的问题，总共吃了您两剂，效果是真好！最近我妇科炎症频繁，小便疼，腹胀腹痛，每次来月经伴随头痛，额头、颧骨两侧长斑多年。吃了您的药，去年到今年一直都是元气满满，最近总是好打盹，白天一坐下来就睡着了。"

视其舌红苔白，仍按血水互结论治，当归芍药散加味，佐以散寒清热、消疮排毒：

当归 12 克	白芍 12 克	川芎 12 克	泽泻 12 克
白术 12 克	茯苓 12 克	白芷 12 克	凌霄花 12 克
苍术 15 克	土茯苓 30 克	薏苡仁 30 克	天花粉 30 克
干姜 6 克			

30 剂，水煎服，日 1 剂。

平心而论，瓜果适当有益于人。《内经》："五果为助。"定位准确，过犹不及。《备急千金要方》序论第一，引王叔和："鱼肉果实取益人者而食之。凡常饮食，每令节俭。若贪味多餐，临盘大饱，食讫觉腹中膨胀短气，或至暴疾，仍为霍乱。又夏至以后迄至秋分，必须慎肥腻饼䐹酥油之属，此物与酒浆、瓜果理极相妨。夫在身所以多疾者，皆因春夏取冷太过，饮食不节故也。"

《严氏济生方》说得就更骇人听闻："过餐五味，鱼腥乳酪，强食生冷果菜，停蓄胃脘……久则积聚，结为癥瘕。"

其实，不重视食积致病，是现代中医受解剖影响太多的意识偏差。苔厚，脉滑，结合病史就可诊断，大可不必看到积食如胃柿石者。甚至，重视食积致病，就是提高中医临床疗效的一招。

明代太医院院判（副院长）俞桥就是我发现的最重视食积致病者。他在《医方集略》卷之一曰："有女氏怀胎因盛暑食沉冷瓜桃水面，致伤脾胃，遂下利日数行，或以芩连芍药并香连等药服之，数日身冷面青如蓝，腹痛如锥，胎逼产户，大小便俱不通，诊断其右关脉沉弦迟细附骨，此生冷伤脾，中气下陷，胎压膀胱阻塞窍道，故大小便不通，非温热下利之证，当大养气血温中升阳，遂以补中益气汤加芍药、炒干姜、吴茱萸、木香、木通大剂煎服，仍令去枕头低睡，再炒热麸皮倒熨腹上，夹助药力一服，小便利，大便实，胎举如旧，后以四君子汤加归芍陈皮炒缩砂，胎安而愈。"值得学习。

（王魁岳协助整理）

第六章

珍余随笔

第一节 孔子也是平常人

读《论语》除了饱览其中妙语如珠的微言大义外，还能发现孔子也有常人的一面。

一、也开玩笑

孔子到了他的学生子游当官的武城，听见百姓弹琴唱歌的声音，就不屑地说："杀鸡焉用牛刀？"子游见老师对他的政绩不以为然，就反驳说，"你不是说过君子学了礼乐就能爱人，小人学了礼乐就容易使役这句话吗？"孔子只得赶紧说："诸位，他说得对，我是开个玩笑而已。"

二、也会骂人

宰予白天睡觉，孔子知道了就骂道："朽木不可雕也，粪土山之墙不可杇也。"试想就是有午睡的习惯，也未必是什么大错，还是要讲究学习的效率啊，头悬梁、锥刺股的苦学，那是以损害身心健康为代价的。这些道理孔子何尝不知，估计是宰予对孔子的学说存在异议，表现得不那么恭敬，孔子内心不乐，借机发泄罢了。

三、也不耐烦

孔子虽然说过诲人不倦，但在实际生活中，也有不耐烦的时候。"不愤不启，不悱不发。举一隅不以三隅反，则不复也"。这就是说，孔子讲究启发式教学，喜欢在学生苦思冥想仍然领会不了的时候和想说又不能明确说出的时候才开导他，而且要求悟性很好，对不能举一反三的学生就不耐烦教了。

四、也受委屈

孔子去见卫国灵公的夫人南子，因为这个人名声不太好，生活作风随便，他的学生害怕他也受到了潜规则的影响，所以很不高兴。孔子真是有口难辩，委屈极了，只得对天发誓："如果我做了什么不正当的事，让老天惩罚我吧！让老天惩罚我吧！"

五、也很现实

孔子也要养家糊口，所以他说："自愿拿十条干肉为礼来见我的人，我从来没有不给他教诲的。"阳货想让孔子到他那里去，孔子不想去。阳货给孔子送了一头猪，孔子不去不行了，只得趁他不在家的时候礼节性地拜访，不想却在半路上碰见了。更没有想到的是阳货是要孔子出山，结果孔子高兴地说："好吧，我将要当官了。"

孔子虽然特讲仁德，但并不爱说空话、大话，而常说实话。有人问："以德报怨，怎么样？"孔子说"以直报怨，以德报德。"这就是说，以德报怨，谈何容易（这一点恐怕做不到），能不计前嫌，以公平的态度处理问题，或者以德报德，就不错了。我想也是，不要说大公无私了，能先公后私、公私兼顾已经可以了。

六、也会自谦

孔子不好意思对学生吹自己是个全人，所以谦虚地说："君子道者三，我无能焉。仁者不忧，智者不惑，勇者不惧。"学生何尝不清楚人情世故，马上回答说："你正是你说的（仁智勇具备的人）。"

七、也很得意

孔子对自己在学问学术上的成绩还是相当满意的，有时也毫不掩饰他的自我感觉良好的内心世界。如"述而不作，信而好古，窃比于我老彭"，是满意自己的治学方法；"十室之邑，必有忠信如丘者焉，不如丘之好学也"，是自夸勤奋好学。但对他最得意的地方学生并不能确认，所以当叶公问子路（你老师最大特点是什么）时，子路说不出来。气得孔子自己教学生："你不会说，他这个人，发愤忘食，沉浸在学习的快乐中忘掉忧愁，甚至不知道他已经老了。"

其实，干成大事的人谁不知道自己的贡献有多大，只不过不好意思自我宣扬而已。孔子也一样，他的言论集《论语》就要成书了，能不得意吗。

但是也不好太得意忘形，所以他就在书一开头连续说了几句志得意满又显得宽宏大量的话，这就是有名的"学而时习之，不亦说乎？有朋自远方来，不亦乐乎？人不知而不愠，不亦君子乎？"

然而，大多数人并没有很好地理解这一段话的含义。关键是把"学而时习之"望文生义地理解为学习、复习了。这样，第一句话，就和后面两句话毫不相干了。实际上，在这里，学，是学问、学术、学说之意，习，是流传、习以为常之意。

这三句话意思是:（我这本书出来以后）我的学说得以在当代流传而时兴的话，那不是很快乐吗;（退一步讲，如果没有广泛传播）但有内行学者从远方来向我请教、探讨，那也不错啊;（再退一步说）即使反响很小，这是信息渠道不畅，人家没看到，不知道出了这本书，那自己就大气一点，不必耿耿于怀嘛（是金子总会发光的）。看来，圣人也有常人心。

第二节　从《论语》看仁与医德

"医乃仁术"，已经成为古今医家的共识，而且我们对仁的核心"仁者爱人"也不陌生，但复习《论语》对仁的论述，实有助于深刻认识医德的内涵，了解医德修养的艰巨性和持久性，正确全面地处理许多医学伦理问题。

现在对医德的理解，有两极分化的趋势，一是高得要像白求恩一样，毫不利己，专门利人；二是通俗化、简单地理解为态度热情，不收红包。那么，《论语》中提出的"仁"，我们能做到吗。我想能，因为，孔子也是平常人。

从《论语》看仁与医德。

孝悌为本，与医德的基本要求相统一。什么是仁的根本呢？《论语·学而》:"孝悌也者，其为人之本欤？"孝顺父母，顺从兄长，这就是仁的根本啊。现在我们讲医德，上医学伦理课，很少谈到这一点。好像医德只是对外人而言的。事实上，一个人如果连最基本的道德要求都做不到的话，说他医德再高尚也是虚妄的。

张仲景自谓："上以疗君亲之疾，下以救贫贱之厄，中以保身常全，以养其生。"这才是最实在的话。《论语·为政》："孟武伯问孝。子曰：父母，唯其疾之忧。"就是说，要对父母尽孝，只有关心他们的健康，尽量提高医术来治疗他们的疾病才是关键。进而才能"老吾老以及人之老，幼吾幼以及人之幼"。

博学而笃志，切问而近思，对医德的知识要求有借鉴作用。医德是以知识为基础的。《论语·子张》："博学而笃志，切问而近思，仁在其中矣。"也就是说，既要有广博的学问和坚定的志向，又要能就切身有关的业务提出问题而反复思考，不断揣摩，正确处理博与专的关系，这样的话，爱心就在其中了。

要当好医生，不光要有满腔热情，还要潜心钻研业务知识，医德不是讲空话，把爱心体现在业务水平的提高上，就是医德高尚的一种具体反映。《论语·季氏》："好仁不好学，其蔽也愚。"可谓一针见血。

刚、毅、木、讷，对医德的心理素质和行为准则有启示作用。医疗过程医生的心理素质和规范言行也是医德的重要方面。《论语·子路》："刚、毅、木、讷，近仁。"刚强、果敢、朴实、谨慎，这四种品德就接近于仁了，与孙思邈"胆欲大而心欲细，行欲方而智欲圆"之说不谋而合。医生在临床上应该敢作敢为，临危不惧，当机立断，不得"瞻前顾后，自虑吉凶"。也就是《论语·宪问》"仁者必有勇"之意。

任重道远，死而后已，符合医德修养的艰巨性和持久性。《论语·子路》："子曰：南人有言曰：'人而无恒，不可以作巫医。'善夫！'不恒其德，或承之羞'。"孔子在赞扬当医生要有恒心这句话说得好后，还强调了医德修养也要持之以恒，否则有时候就会带来羞辱。

《论语·秦伯》："士不可以不弘毅，任重而道远。仁以为己任，不亦重乎？死而后已，不亦远乎？"这句话说得真好，以爱人为己任，能不是重任吗？虽然本意并不只是针对医生讲的，但对于以救死扶伤为己任的医生来说，还有比此更贴切的吗？

不但医德修养要不断提高，就是医术也要有超越前人，有不断创新的勇气，一般情况下，谦虚是美德，但有关人生命安危的问题，应据理力争，就是老师也不必谦让，正如《论语·卫灵公》所谓："当仁，不让于师。"

言传身教，善于比喻，符合医德教育的特殊性。《论语·雍也》："夫仁者，己欲立而立人，己欲达而达人，能近取譬，可谓仁之方也已。"这一段话的中心观点符合医德教育不能光讲大道理，空洞无物，要言传身教，善于比喻，就地取材，用自己和身边的人和事做例子，才能生动活泼，切实可行。

（本文发表在《中医杂志》2007 年 12 期）

第三节　大医精诚，追求终生

不是作秀，不是显摆，我是真诚的。说起来，我就出生在距举起《大医精诚》旗帜的唐代医家药王孙思邈家乡以东 100 多公里的地方，自然也是他的余荫波及之处。外爷管理三级村药王庙的时候还没有我，但那个古色古香的庙宇倒是小孩不错的捉迷藏之处，甚至其中的塑像对我来说还有点害怕。父亲的外爷，我就叫老爷，主持百良东村药王庙，我却是记忆犹新，也见到他给人抽签开方的事。因为祖母经常要伺候老寿星，药王庙就成了我小时候最喜欢去的地方。

父亲总说他早年就要我向孙思邈学习，我说记不起来了。但依他的人文知识和教育方法应该是确有其事的。

医德修养是一个医生的必修课。在读书看病写文章的过程中，古代名医的生平成就、传奇故事、性格特征、治学精神、研究方法等，无不浸润着自己的灵魂、升华着我的情操。我伤寒专业研究生毕业后两年，我们陕西举办孙思邈医德学术思想国际研讨会，我积极撰写文章，踊跃参加。我将历史上三大名医的张仲景和孙思邈进行了比较。张仲景《伤寒杂病论》的序写得太好了，忧患意识、刚正性格、诊疗理念，跃然纸上，刻在读者的脑海中。而孙思邈作为医德典范，《大医精诚》更是脍炙人口，影响久远。

为什么孙思邈在医德领域的影响大大超过张仲景呢？是因为孙思邈继承了张仲景的医德思想的同时改善了医德教育方法。也就是说，张仲景"举世昏迷"之类的言辞太过刚烈，打击面太广，大有"世人皆浊我独清"的感觉，虽情有可原，但效果不好。而孙思邈谆谆教诲，即使有些批评言辞（引用者除外），也属于医门棒喝，只针对少数的医生而言，易于为人接受。孙思邈在医德方面堪为万世师表，不能说与其医德教育方法没有关系。这就是我在这次会议上的论文提要。

因我初出茅庐，不为专家重视，仅仅作为论文集的摘要部分刊登，让我心有戚戚然许久。谁料本文发表 28 年后，《中国医学伦理学》2007 年 8 月发表的潘新丽"中国传统医德研究述评"一文中，提到"值得一提的是，王三虎的《孙思邈对张仲景医德思想的继承和发展》（《国医论坛》1989 年 5 期）分析比较了张仲景和孙思邈的医德思想，指出两者之间的医德思想的关联，从研究视角上来说这是一可贵的推进"。

1998 年我出版的《120 首千金方研究》一书，就是我在中医领域从经方扩展开来对孙思邈医学深入研究的成果，也是我当年晋升教授的硬条件。我用其中的独活寄生汤治疗骨肿瘤或恶性肿瘤的骨转移，用三物黄芩汤治疗大肠癌等都是继承基础上的创新，取得了理论上的突破和实践、实践上的证实。

近年我发现，之所以孙思邈《千金方》6000 多首方剂被大家熟悉的只有 10 多首，关键就是到了唐代，医风较张仲景的汉代为之一变，由简单到复杂。也可能是孙思邈长寿，经验多，名气大，遇到的复杂疑难病多，又身处太平盛世，从容不迫，所以他书中的方剂往往补泻寒热并用，激反逆从同行，让后人莫名其妙。

而这种现象，好多可用我提出的"寒热胶结致癌论""燥湿相混致癌论"解释。不知什么原因，也可能大家看到了其中的某些联系，我的《120 首千金方研究》在去年的微信群突然热销起来，这也给我今后注释《千金方》提供了动力。

我自知颜值不高，但我深刻地领会了孙思邈对医生仪态举止的严格要求。所谓"大医之体，欲得澄神内视，望之俨然，宽裕汪汪，不皎不昧""又到病家，纵绮罗满目，勿左右顾眄，丝竹凑耳，无得似有所娱，珍馐迭荐……看有若无""不得多语调笑，谈谑喧哗"。这对于树立医生的职业形象，增加患者对医生的信任感，加强医患之间的合作，具有十分重要的意义。

尤其是肿瘤科的医生，我们的诚恳态度、举止得体无疑是患者的安心剂，更要学习孙思邈"省病诊疾，至意深心，详察形候，纤毫勿失，处判针药，无得参差"的诊疗作风，和在危重疑难之时有所担当的精神，"不得瞻前顾后，自虑吉凶"，要不避"昼夜寒暑，饥渴疲劳，一心赴救"。

同行之间的道德关系非常重要。可以说，我就是从争鸣起家的。但我讲究以理服人，态度平和地探讨问题，所以没有宿敌而互相尊重。在肿瘤科工作，如何处理和西医的关系，如何在建立患者治疗信心的情况下，还不能影响同行的声誉，这就要学习孙思邈，不能"道说是非，议论人物，炫耀名声，訾毁诸医"。这一点我还是能做到。所以西医同道、中医同道给我介绍的患者还真不在少数。

对于医学医术，我可以说是过半了，但还远远不到"精"的程度，即使精，也还要精益求精啊。但我的"诚"还是差不多的。几十年来，我的患者群由我村、乡、县、市、省，到周围省份，到广西乃至附近的省份，与诚实行医不无关系。新版《合阳县志》两处记载我的事情，也算一个佐证吧。

我是一个平民医生，我临床实际以及已经公开的医案中，平民百姓绝对占多数。甚至在我的言谈中，很少举出给某大官看病的例子。这一方面有保密的原因，更主要的是大人物得了肿瘤往往轮不到中医献艺啊。

和张仲景"上以疗君亲之疾，下以救贫贱之厄，中以保身长全，以养其生"的榜样比，我虽在奉君方面做得不够，但在孝亲方面还是做了一些事儿。中医书友会发表且点击三万多的《反复验证过的胸痹心痛方》就是我讲的在母亲和舅舅身上发生的故事。我的老乡、陕西省书法协会主席雷珍民先生要给我写《大医精诚》书法相赠，我说，让我笃行之，您给我在新作《扯一片阳光给父母——五兄弟散文选》题签吧。

这次应邀到美国加州中医药大学给博士班讲授《恶性肿瘤的经方治疗》，其中的现场教学照片在网上晒出后，有网友坚决要求我不要给美国人看病。怎么办呢，为难吧，好在有孙思邈"凡大医治病，必当安神定志，无欲无求，先发大慈恻隐之心，誓愿普救含灵之苦，若有疾厄来求救者，不得问其贵贱贫富，长幼妍蚩，怨亲善友，华夷愚智，普同一等，皆如至亲之想"为我撑腰。看来，就是再过 50 年，我也离不了孙思邈啊。

第四节　案例纯朴真实感，名家点评大可观

——评《我们在香港做中医·医案辑》

王三虎
经方医话·感悟篇

2014 年 4 月，当我见到高端大气上档次的洋洋巨著《我们在香港做中医·医案辑》一书时，立即被其特殊的地理环境、非常的作者组合、纯朴的医案内容、真切的行医感悟和升华的名家点评所吸引。展卷阅读，仔细品味，犹如春风扑面，神清气爽，百花争艳，香满书房。真是香港历来最宏伟的医案巨著，现代中医最纯粹的精神大餐，可歌可泣，可喜可贺。

一、纯中医的医案内容

香港和内地中医的发展模式不同，采取中西医分治的法规，中医完全不能采用西医的器械和治疗手段，造就和形成了地地道道的纯中医特色。这种清一色的中医诊疗实际在本书中得到了充分的体现。

书中 103 位在香港中医专家及内地曾经来港行医的中医专家撰写的涵盖了内科、妇科、儿科、外科、骨伤科、皮肤科、推拿针灸及肿瘤等专科的286 则医案，均包括简要病史、诊断、辨证、治疗经过及体会等，是以中医理论为指导，突出辨证思维，结合香港地区疾病谱及临床诊断用药特点，用中药、针灸、手法及综合疗法取得良好效果的真实写照。

可以看得出，本书尽量保持了作者稿件的原貌，语言朴实，少有修饰，实话实说，不求全责备。有实事求是之心，无哗众取宠之意。既反映了香港中医专家的自信，也是大医精诚的医德规范使然。

如徐大基"健脾补肾、化湿降浊治疗慢性肾衰"案，记录长达十年之久，前后28诊乃至心衰抢救无效过世的真实情况，体会多达2000余字，却能条理清晰，主次分明，长而不杂，详而有要。

刘宇龙"疏肝健脾、清热利湿法治疗原发性肝癌"案，36诊记录了中药调治3年的过程和体会，重要的是，作者从中得出了肝癌"早期以实证为主，多表现肝郁气滞；中期累及脾胃，出现食欲不振、右胁隐痛不适等肝郁脾虚的症状；晚期，肝脾肾亏虚，偏阴虚者，动风、动血为主，偏阳虚者，则鼓胀水肿，部分患者可以表现出阴虚夹湿热"这一疾病发展规律，非常符合肝癌病的临床实际，丰富了中医抗癌的理论，也展示了香港中医专家深厚的中医功底和创新能力。

难能可贵的是，本书作者坦然面对临证得失，体现了善于总结的求实进取精神。杨志敏"益气健脾、补肾纳气治疗传染性非典型肺炎"案的体会中，作者谓："传染性非典型肺炎属中医学瘟疫范畴，乃疫毒邪气致病，祛邪是治疗大法，如前案。然本例患者病程已久，虽正当壮年，临证所见，均为一派虚象，故前后治疗将近3个月，遣方用药均以扶正固本为主，罕有使用祛邪之品，最终获效。"这种同中有异、依症而辨、不固守成规的诊疗风格将现代中医名家的特点表现无遗。

该案的体会，还远不止这些，接着又深刻反思："初始辨证为脾肺肾虚，予补中益气汤加减，但服后效果不佳，反出现咳嗽、手颤等症，事后反思，此例实属瘟疫后期气阴两伤之证，初诊但见气虚，而未虑其阴伤，致使用药后出现阴虚风动之象，二诊效果欠佳亦属此理。其后取三甲复脉汤之意化裁……药后患者诸证皆有缓解。"从而得出"辨证准确与否是中医疗效的关键，同时当患者同时使用西药治疗时，可能对疾病的发展与证候的特征发生改变，临证当细细审查，全盘考虑，切勿先入为主而有偏见"的结论。

还有，书中大部分医案都是简明扼要的素描，远不像教科书那样完整，宁可看似脉证舌象不全，而不画蛇添足，这才是临床实际的纯正写真。

二、说真话的行医感悟

本书的一大看点在行医感悟部分，占有相当的篇幅，可以说是与医案相映成趣的医话，内容灵活，视野宽阔，耐人寻味，新人耳目。

如许梦骏医师在"温经汤加减治疗子宫肌瘤切除术后腹痛"案后的行医感悟："香港为南海之滨，岭南湿地，饮食中西，饱食膏粱厚味者众。四季以春夏为多，长处冷气之室，内外温差悬殊。昼夜奔劳，形寒饮冷者多，正虚体弱，证以寒热相兼尤多。"就非常有地方特点和宏观思维。

说真话、说实话、说心里的话，是行医感悟部分的一大显著特点。如"初来香港时发现自己虽然拥有博士学位，也有过几年的临床经验，但其实不大会用纯中医的方法看病"。这句大实话在内地浩如烟海的报章杂志上几乎是看不到的，但反映的却是当前培养的许多高学历年轻中医的现状。

"正是香港这样的行医环境迫使我重新学习中医，重温经典，学习针灸，带着问题学习临床各科，一段时间后疗效才开始逐渐提高，而我也从一个现代专科中医逐步向传统中医回归"。这位博士的话何尝不是内地中医硕士博士应该效仿的，非要等到40岁以后才回归中医吗？

担任香港大学中医药学院院长的童瑶教授，则从全局出发，写到："香港作为一个受西方文化影响深刻的国际都市，同时又完整地保留了中国传统文化，中医药传统保健家喻户晓，渗透入百姓生活之中，凉茶、汤包比比皆是。当然目前香港对中医发展还缺乏长远规划，中西医地位还有明显差异，中医师队伍学术水平还参差不齐。因此，香港的中医要持续稳定地发展，还需要政府支持及中医行业本身的努力。"

三、有品位的名家点评

名家点评是本书的一大亮点，也是本书不可分割的组成部分。朱良春、张学文、周仲瑛等73位国医大师和中医名家的点评，短则百字，长则三千余，风格各异，精彩纷呈。不虚誉，不谦让，不避嫌。指点迷津，令人豁然开朗；指出不足，每每切中要害。如国医大师张琪点评的"真武汤合五苓散治疗慢性肾衰心衰"案："四诊合参，患者证属阳虚与阴虚并存，拟方真武汤、葶苈大枣泻肺汤及生脉饮合用，取得佳效，病情完全缓解。以患者因舌暗苔黄腻，附子用量不宜过大，过大则耗伤阴液，故不能取效，必益气温阳利水与养阴之剂相适宜，方能适合病机，此所以用中小剂量附子效佳，而用大量附子无效之症结。"

尤其是国医大师颜德馨点评的"治疗瘟疫（传染性非典型性肺炎）"案："惟医案中以三仁汤为主，有商榷之处，因三仁汤在这里是配角，不是主角，医案的理、法、方、药都要恰到好处。"和我本人点评的"治疗大肠积聚"案"但作者提及戒食鸡、鸽、鸭、鹅、龙虾、羊肉等食物却值得商榷"等坦率观点见书，则显示了徐大基、杨志敏二位主编这种兼收并蓄，不怕挑刺、不惧差评的大将风度，可给古诗改几个字来形容，"此事只见古书有，当今医书几回闻。"

第五节　自荐两本书

我早年背《伤寒论》时做梦也没有想到我还能著书立说。50年了，我超越了梦想，出了一些书，而且好像还蛮畅销，也应邀到十多个国家讲演，这都是经方带来的好处。真正是：熟读经典，就会有酒有诗有远方。这不，《我的经方我的梦》第二版已经第三次印刷了。

还有，我的代表作《中医抗癌临证新识》第二版已经第八次印刷了。这其中有一半是西安交通大学出版社王强虎社长和人民卫生出版社陈东枢编审精雕细琢的功劳。尤其是陈东枢先生最近在其公众号"西湖散人"以"编辑殊少宣介，深感有愧于作者和读者，今数篇连载，愿学术推广"的"古调新声""辨机独具只眼，遣药炉火纯青"等推介文章，值得一读。

我以为，二书一前一后，遥相呼应，根基与高度统一，理论与临床结合。恰好应了"少小功夫老始成"那句老话。也就像我顺口溜说的"天道无情天有眼，不枉多年读伤寒"。

第六节　再荐一本书

我在"王三虎"公众号发表的《自荐两本书》，分别是《我的经方我的梦》《中医抗癌临证新识》。一个月时间，阅读量12236。我有点飘飘然，感叹"没从事广告事业，还有点屈才"。

这两天，再看《经方人生》的封面导语："临床大家王三虎教授的经方人生，快意酣畅伤寒论学用的快捷路径。"内容简介："本书是王三虎教授中医生涯的缩影、学术渊源的复现、经方学用发展的总结。心路历程、求学探索、笔记论文、师友交往、临证感悟、思想火花、困惑选择、会心之乐，娓娓道来，体现出文献性、故事性和实用性的统一。"乃恍然大悟，自叹弗如，我势必是业余的。便想起一个广告语："广告做得好，不如《经方人生》好"。这不，自2016年7月出版以来，已经第6次印刷了。